如果说孩子是借由我们来到这个世界上的,那么作为父母能给予孩子最好的礼物,莫过于无条件的爱以及生命开始1000天(就是从刚刚受孕的那一刻直到宝宝两岁多离乳的这段时间)的营养。前者让孩子拥有完整的内心,而后者让他们能有一个怀揣这颗心去闯荡世界的好身体。

——作者

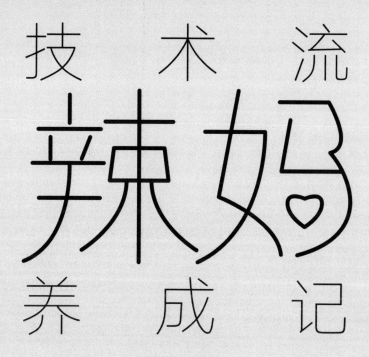

技术流
辣妈
养成记

初夏之菌（罗晓）著

電子工業出版社
Publishing House of Electronics Industry
北京·BEIJING

未经许可，不得以任何方式复制或抄袭本书之部分或全部内容。
版权所有，侵权必究。

图书在版编目（CIP）数据

技术流辣妈养成记 / 初夏之菡著 . —北京：电子工业出版社，2021.1

ISBN 978-7-121-40096-4

Ⅰ . ①技… Ⅱ . ①初… Ⅲ . ①孕妇－营养卫生－基本知识 ②产妇－营养卫生－基本知识 ③婴幼儿－哺育－基本知识 Ⅳ . ① R153.1 ② TS976.31

中国版本图书馆 CIP 数据核字（2020）第 241009 号

责任编辑：于 兰
印　　刷：三河市鑫金马印装有限公司
装　　订：三河市鑫金马印装有限公司
出版发行：电子工业出版社
　　　　　北京市海淀区万寿路 173 信箱　邮编：100036
开　　本：720×1000　1/16　印张：15　字数：216 千字
版　　次：2021 年 1 月第 1 版
印　　次：2021 年 1 月第 1 次印刷
定　　价：58.00 元

凡所购买电子工业出版社图书有缺损问题，请向购买书店调换。若书店售缺，请与本社发行部联系，联系及邮购电话：(010) 88254888，88258888。
质量投诉请发邮件至 zlts@phei.com.cn，盗版侵权举报请发邮件至 dbqq@phei.com.cn。
本书咨询联系方式：QQ1069038421，yul@phei.com.cn。

前 言

做辣妈是个"技术活",营养学就是秘籍

如果你现在问一个孕妈妈最想要什么,除了要一个健康的宝宝,我打赌,剩下的一定就是想要一个"始终不走形"的好身材了。是的,与30年前不一样了,物质发达的现代生活让大多数人从营养不良直接"蜕变"成"营养不均"——也就是热量超标而营养素跟不上的新时代的营养问题。这个问题会加重孕妈妈的饮食负担,直接影响宝宝的健康。

要知道,我们的祖父母辈因为经济和物流的双重限制,在孕期的饮食原则一定是:吃得越多越好。毕竟他们能选择的食物有限,而且质量也不一定高。因此只能是质量不够数量凑,所以过去判断孕妈妈营养充足的标准,自然就是增长足够的体重。所以很久以来,传统的对妈妈的刻板印象就是——那个微胖的可爱妈妈,而生育后依然有着纤细腰围和紧实小腹则被认为只有"天赋异禀"的明星才能实现。

现在我要告诉你,早就不是这样了。物质的丰富必然需要我们同步进化

意识，这点就体现在当代营养学的研究和饮食的改革上。孕期的增重早就不是"越多越好"了，甚至都已经取消了必须增重的下限（针对肥胖严重的孕妈妈而言）。

保持美体和养育健康聪明的宝宝是高质量的孕期需要追求的目标，这并不是一件苛求天赋和太多金钱的事情，而是一个纯粹的"技术活"！"你只要十分努力地学习知识，升级营养思维，就能在孕期和产后毫不费力地保持美美的辣妈身材。"所以希望准妈妈们能通过阅读和学习本书，来获得一个升级的饮食观，去实践属于自己的辣妈生活。

在备孕期就学习本书的知识和理念，可以避免各种孕期饮食不佳带来的问题：肥胖、高血糖、高血压、巨大儿、水肿、宝宝发育滞后等等。学会本书的知识和理念后，孕妈妈不仅可以在最有利的时间点"严防"各类营养素的空缺，而且可以学会以科学的、温和的态度看待孕期的种种小波折，始终保持淡定的好心态，因为已经学会了靠谱的应对方法。

本书倡导的饮食观使你能避免你不想见到的情况，所以它并不是一本教你产后怎么减重的书，而是一本教你如何一直保持合理体重和好身材的书。保持身材的黄金原则从来都是：不让自己胖起来。

本书的特色

1. 作者本身经历过备孕到产后亲自哺乳的完整过程，一直坚持锻炼恢复身体并同时完成学业和事业的挑战。作者的所有知识都是经过个人实践的结果，所以这是一本具有大量实践经验的真实的科普书。

2. 作者与目标读者年龄接近，理解现代女性对自我实现的追求，所以本书更加贴近现代生活，更加回归女性自我本体的感受，而不像以往的科普书可能会更多侧重宝宝的健康，本书希望妈妈和宝宝完成一个漂亮的"双赢"。

3. 作者有10年海外学习和工作的经验，所以本书对于西方营养学的解读并非靠阅读和猜想，而是来源于亲身经历的叙事。这样能给予读者更加全面的科普，从而客观判断中国传统和西方营养观念的区别和趋同之处，而不是抱有二元对立的态度。

4. 作者有医科大学本科、澳洲食品科学和营养学科研背景，所以本书是基于科学证据的科普书。所有的建议和食谱都是将科学研究的证据与自己的经验结合后提供给读者的，是经得起推敲的科普书籍。

本书读者对象

- 计划1年内备孕的准妈妈。
- 处于孕期并想要保持好身材、孕育健康宝宝的妈妈。
- 哺乳期想要快速恢复身材的妈妈。
- 想获得性价比更高的婴幼儿饮食方案的妈妈。
- 想系统学习母婴知识的从业人员。
- 想学习婴幼儿配方奶和辅食等专业知识的人群。
- 想替妈妈分担营养搭配负担的爸爸。

目 录

第一篇 备孕到孕期，营养是基本功

篇首语 / 002

第 1 章 孕期身体的变化和应对

孕育生命也是对妈妈的保护 / 004

 我做一个妈妈的故事 / 004

要提前准备孕期身体负重 / 006

 什么是肌肉量 / 007

 孕妈妈该如何保持肌肉量 / 008

 孕妈妈还需要更精细的营养调控 / 012

第 2 章 备孕需要提高的营养力

备孕究竟是在准备什么 / 014

备孕时需要制订"有效目标" / 016
　　不要制订"无效目标" / 016
　　多制订"反向目标" / 017
　　警惕"扭曲的目标"以及产后抑郁症 / 019
备孕的合理目标有哪些 / 021
　　保持合适的体重 / 021
　　食品安全的界限要明确 / 022
　　每天适度享受美食 / 023
备孕需要的核心营养素有哪些 / 026
太瘦很难怀孕，试着这样健康增重不臃肿 / 030
　　肌肉少、脂肪也少的备孕妈妈 / 031
　　仅仅肌肉少的备孕妈妈 / 033

第 3 章　孕期血糖——关乎妈妈的美和宝宝一生的健康

亚洲女性的"特色"——妊娠糖尿病 / 036
　　什么是妊娠糖尿病 / 037
　　糖尿病与糖没有直接关系，而与体成分有关 / 038
　　低碳水并不是唯一出路，饮食质量才是关键 / 041
　　西式饮食模式有哪些特点 / 042
孕妈妈到底需要吃多少 / 045
孕期营养，质是关键 / 050

第 4 章　孕期增重，每个人都不一样

孕期增重多少，真的不是标准说了算 / 054

孕期如何健康增重 / 057

 增重不等于要多摄入热量 / 058

 每个人都有一个"稳定体重" / 060

 不超重的孕妈妈增加的应该是必需营养素 / 063

 超重的孕妈妈在摄入营养素的同时要减少热量 / 064

哪些重量是宝宝的，哪些重量又源自妈妈的肥肉 / 066

第5章 孕期的食养——最划算的健康投资

孕期该额外摄入的热量从哪里来 / 070

一个合理的饮食结构是什么样子的 / 073

 油和盐应当严格限制 / 074

 乳品与大豆 / 坚果是效率高的好营养品 / 076

 鱼禽蛋肉类给你蛋白质和独特的营养 / 077

 蔬菜多多益善，水果 2 ~ 3 份最好 / 079

 留心谷薯类食物——粗细均衡，饱了不必强吃 / 080

吃不饱怎么办 / 084

水果应该什么时候吃 / 085

照着《膳食指南》吃是不是就能有健康好身材 / 087

孕期可以吃素吗 / 090

孕期那些关于食补和药补的误区有哪些 / 092

 汤羹类的食物更加有营养吗 / 094

 中医药膳值得选择吗 / 096

孕期嘴馋怎么办——零食攻略在这里 / 097

 孕期零食可以吃，但是标准很严格 / 097

这样的零食需要额外看看食品配料表和营养成分表 / 100

要小心，这些食物孕期不能吃 / 102

第6章 技术流妈妈应该关注精细的营养素助力

孕期着重吃的营养素有哪些 / 107

矿物质 / 109

维生素 / 110

必需脂肪酸——欧米伽 6 和欧米伽 3 脂肪酸 / 112

孕期的膳食补剂——孕妈妈需要避开这些雷区 / 113

孕期补剂不能包含对胎儿发育有风险的物质 / 114

需要照顾到孕期容易缺乏的重点营养素 / 116

孕期各类营养素的推荐摄入量 / 119

第7章 补充中国孕妈妈最容易缺乏的营养素

孕期怎样补钙最有效率 / 122

孕期如何补充 DHA 才能保证宝宝大脑发育 / 127

第8章 辣妈的实操食谱

具体可执行的食谱是这样的 / 130

"微胖妈妈"的脂肪大转移食谱 / 134

第二篇　母乳的营养是第一位的

篇首语 / 138

第 9 章　母乳当中都有哪些营养

母乳与其他乳品营养差别太大了 / 139

母乳中还有这些神奇的活性因子 / 142

　　母乳是含菌的 / 143

　　超重妈妈的母乳中含菌种更少 / 144

　　母乳的益生元系统 / 145

母乳喂养——让妈妈最快瘦身和恢复的不二法宝 / 146

　　母乳喂养常见的问题 / 147

　　母乳的量究竟与什么因素有关 / 150

第 10 章　妈妈的饮食是如何影响母乳的

初乳——宝宝最珍贵的"口粮" / 154

母乳中变化最大的成分——脂肪 / 156

哺乳期妈妈怎么吃可以增强宝宝免疫力 / 159

传统的"下奶饮食"靠谱吗 / 162

第 11 章　配方奶——你该了解的营养真相

为什么配方奶会被发明 / 165

如果选择配方奶，你应该学会这些 / 167

　　营养成分表一定要懂 / 168

配料表也能表达一些信息 / 169

配方奶的产地需要留意 / 170

配方奶的食品安全问题 / 171

混合喂养——或许是一种折中的好办法 / 173

技术流妈妈必备的配方奶营养爆点识别 / 178

蛋白质体系 / 178

脂肪体系 / 181

共生元体系 / 182

选配方奶时如何看益生元的添加 / 184

国产奶好还是进口奶好 / 185

牛奶和羊奶哪个更加合适 / 188

羊奶的优点 / 189

羊奶的弊端 / 190

第12章 辅食——宝宝营养的第二个里程碑

辅食什么时候开始，比你想得宽松 / 191

辅食的种类大解析 / 194

必备的主食 / 194

需求量最多的蔬菜 / 195

优质的蛋白质类食物 / 195

水果不必贪多 / 196

每天都要摄入足够的必需脂肪酸 / 196

辅食最好的烹饪方法 / 197

加工型辅食不是魔鬼，这样选就对了 / 198

第三篇　2岁以后，宝宝的营养与成人大不一样

篇首语 / 202

第 13 章　平衡饮食，从幼儿开始
宝宝不爱吃菜怎么办 / 204
蛋白质来源怎么选 / 206
调味料怎么选 / 208
幼儿的餐盘应该长这样 / 209
幼儿的三餐怎样分配比较好 / 212
该不该给幼儿吃零食，吃多少 / 213

第 14 章　幼儿辅食和正餐食谱思路推荐
幼儿辅食需要遵循的原则 / 217
2 岁以上宝宝正式步入"正经吃饭"的行列 / 220
　鼓励孩子健康饮食的技巧 / 221

第一篇 备孕到孕期，营养是基本功

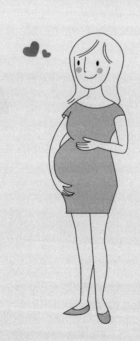

篇首语

虽然是个营养师，但我始终觉得营养学就是一门基础学科，没有什么大难题，只要懂基本原理就不会出错。然而直到怀孕，我才意识到食物、营养其实是帮助我实现孕期安全、健康并拥有苗条身材的最重要的利器。

因为专业和工作的关系，我自然而然地认为精心搭配饮食是一种日常习惯，没什么特别，但其实很多孕妈妈并没有这么好的基本功，所以才会在孕期面临非常多的问题，要么自身缺乏营养素，要么为选择营养补剂发愁，要么被各种无用的商品广告忽悠得"扔钱"，要么为孕期体重失控、身材走样而发愁……如此种种，其实都是源于营养基本功不到位。孕妈妈千万不要觉得补充营养就是诸如吃橙子补充维生素C，吃红枣、猪肝补充铁之类的知识碎片。其实，真正到位的营养基本功（我叫它"营养力"），就像自由的定义，不是想干什么就干什么，而是能做到不想要什么就可以不要什么。

所以，我在这本书里想要贯彻的营养力就是：不想要臃肿，就可以维持好身材；不想要营养素缺乏，就能通过饮食搭配和补充补剂实现助力；不想要"一孕傻三年"，就可以调节饮食和作息来维持好精力……虽然每个人都会有不同的问题要解决，但是打下扎实的营养基本功，培养营养力，一定会是孕妈妈孕育路上的大宝藏。

第1章
孕期身体的变化和应对

我相信所有的孕妈妈都和我一样,在没有经历过怀孕生宝宝之前对这个过程既好奇又略带害怕——好奇一个宝宝究竟是如何从自己的身体里孕育成形的,又害怕生育的痛苦和对身体的负面影响。我自己也是带着这份忐忑的心情第一次跨入了孕期。因为学业和工作的原因,我在孕期非常系统地学习了相关的营养和饮食禁忌知识,加上本来就有的营养和食品科学专业背景,所以我进入孕期之初的忐忑心情越来越少,逐渐变成了好奇与享受,并最终顺利诞下宝宝。

我想说的是,孕期一定会改变女性的一生。而如果在孕期做有计划的安排,就会让孕妈妈的焦虑情绪更少。本书正是基于我自己孕期的经历、专业所学的知识、相关工作的经验创作而成的一本攻略——它的目的就是为妈妈们从备孕到哺乳以及育儿整个过程提供一个科学支持,同时,我会在这里分享我自己孕期增重8公斤,然后在哺乳6周后即恢复到孕前体重的方法,以及我个人实践过的饮食和营养补充方案。

如果说无痛分娩是现代科学帮助孕妈妈极大地减轻痛苦的"硬方法",那么这本书就是对孕妈妈和宝宝进行双重科学护理的"软秘籍"。

认真读本书，你不仅会获得靠谱的营养科学知识，更会了解其背后核心的饮食和育儿观念，而这些绝不是简单地通过看几篇科普文章就能体会到的。愿各位有心的孕妈妈都能从本书中获益，为自己的身材、年老后的健康和宝宝出生后的身体素质做出最划算的投资和规划。

❤ 孕育生命也是对妈妈的保护

孕育生命是一个本能的神奇过程。在生理上妈妈经历了从受孕到与宝宝共存，最后与宝宝在身体上分离的过程，并从此开始了另一段交织着爱与责任、边界与自由的亲子生活。无论这个过程多么艰辛，实际上都是一种对生命的传承。成为父母之后，在责任背后享受到的家庭乐趣，是任何物质和身体享受都代替不了的。

这就是生命延续带来的好处，但是同时，这也是一个会消耗妈妈身体资源的过程，所以只有身体和心理做好了双重准备，才会有一个更加轻松的孕期。更重要的是，妈妈的身体"底子"好，爸爸对新家庭充满了责任心，宝宝才会更加健康、充满安全感地成长。千万不要小看这种在孕期就积攒的家庭凝聚力，它能实实在在地让宝宝拥有更加平衡的免疫力、更少的病痛和哭闹，这都是通过在孕前认真做准备就能获得的。

我做一个妈妈的故事

我曾经做过食品工程师，也是一名营养师。在备孕期及孕期，所有饮食，从食谱的设计到食材的选购，我都亲力亲为。倒不是说非要亲自做才觉得靠谱，而是因为怀孕期间我在国外工作，没有可以请家人和保姆帮忙的便利，所以只能全部依靠自己。而恰恰是这样的经历，才让我成长得更加迅速。

我相信，自己计划和安排一切其实就是个深入学习孕期营养的最佳过程，毕竟很多问题对于一个没有生育过的营养师来说，只能空谈理论，而只有经历过生育，才会真正具有接地气的实战经验。

恰好我的孕期也是困难重重，尤其是在早期。极其严重的妊娠反应让我在孕后近5个月的时间里饮食质和量都很差——基本上每天3个苹果、一点点鸡蛋和米饭。是的，你没看错，即使我的知识再牢固，毅力再坚强，饮食观再正确，可一旦身体这个"硬件"开始作对，一切理性的计划都只能泡汤。在这个时候，千万不要有沮丧的情绪，也不要为了宝宝强迫去吃让自己难受的食物，因为我们身体的储备是绝对能够应付孕早期宝宝发育的所有需求的。反而，如果你因为强迫自己而让身体和心理都备受折磨，那这种不良的情绪就会通过神经系统和内分泌系统直接影响到宝宝。总之一句话，没有什么比自己的身体更加重要的了，只有你好了，宝宝才能好。

认识到这点之后，孕妈妈就能明白早期妊娠反应是一种因人而异的反应，虽然部分孕妈妈会因此受到影响，但是它并不会对孕妈妈的身体造成严重的损伤，只要好好休息就能安然度过。这种反应的成因比较复杂，而且没有太好的治疗方法，最多就是缓解症状。因为它与身体的hCG（人绒毛膜促性腺激素）有一定关系，而这个激素在个体之间差异挺大，所以孕妈妈有或者没有妊娠反应，以及妊娠反应严重与否都很难预测。而我不幸恰好属于妊娠反应特别严重的那类，不仅每天都会有恶心和呕吐反应，至少呕吐3次，而且这种状态竟然持续了5个月，以至于在这5个月中，只有吃苹果让我觉得舒服点，而平时我对苹果基本没有主动去吃的欲望。(所以，这种妊娠反应还改变了我的饮食习惯。)因为其他的食物都没法引起我的兴趣，所以我只能为了获取营养而勉强吃很少的肉和主食，蔬菜的重要性已经被我完全抛在了脑后。

但在这个过程中，我并没有感到太焦虑，而是选择顺应这个过程，因为我相信一切都会自然好转。跟我一样有严重妊娠反应的孕妈妈大可不必为了这个时候的胃口不佳、体重不增反降而担忧，只要放宽心让自己多休息，吃那些能让自己感到舒服的食物即可；也可以试着通过饮用姜茶、补充维生素B_6来缓解妊娠反应；或者可以服用维生素和矿物质补剂来暂缓这段时间吃饭没胃口的症状，只要过了这段时间，自然能够恢复正常的饮食。

❤ 要提前准备孕期身体负重

如果说在出生后经历的青春期是第一次蜕变，那么孕期一定是女性的第二次蜕变，不只是因为身份和心理从此发生了翻天覆地的变化，更是因为身体要经历一番外在形态和内在功能的"极限挑战"。比如说在孕期，体重少则增长8公斤，多则长15～20公斤也是常事，多的这些重量可不只是因为多了一个胎儿，更多的是来自孕妈妈自身增加的血液、脂肪，以及增大的子宫。对于孕妈妈来说，腹中的宝宝给自己带来的最大压力在盆底肌和腰椎上，而孕妈妈自身的增重也给各个器官增加了代谢的负担。

这些都会挑战孕妈妈之前的身体储备，尤其是肌肉充沛与否和骨骼的健壮程度。所以通常所说的"备孕"，一方面是要减少来自外界的有害刺激，比如烟、酒、污染的环境以及药物等,另一方面是要增加身体的基础储备。

什么是肌肉量

肌肉量,从表面意义上来理解,就是指"肌肉的重量",即除去脂肪、骨骼、内脏、体液等之外的重量。为什么肌肉量如此重要呢?

这里要科普一下肌肉的重要性。肌肉直接关系到人的基础代谢能力,而这个能力是随着年纪增长逐渐下降的,所以保持肌肉量才是维护身体"年轻力"的关键。

而且,肌肉还担任了一个更重要的角色——消耗葡萄糖。肌肉充沛,就意味着身体可以把摄入的热量迅速转运到肌肉中去并消耗掉。你可以把肌肉想象成身体的"发动机",而"燃料"就是我们吃下去食物转化成的葡萄糖,如果我们的"发动机"数量不足(肌肉少)或者"发动机"效率低下不运作(肌肉不动),那么"燃料"不就堆在血液里用不掉了吗?对,这就是糖尿病发病的两大因素:肌肉少和肌肉不动。肌肉少和肌肉不动都会导致胰岛素抵抗,即胰岛素不能有效地把血糖当作"燃料"用掉,既然用不掉,那胰岛素就会把它储存起来!而储存的场所理所当然地就是脂肪细胞——这也是肌肉少了、运动少了人就会变胖的原因。

更严重的后果是,如果肌肉持续"不给力",就会加剧胰岛素抵抗,使血糖长期堆积在血液里,胰岛素拼命分泌也没办法将血糖用掉,脂肪细胞面临着"满仓"问题,最终导致胰腺因为工作太累而受损,那就真的要得2型糖尿病了。

在孕育宝宝的过程中,妈妈血液中的葡萄糖和其他营养素就是宝宝的热量和营养素的唯一来源,妈妈的身体也会因为这个原因,"自愿"减少对葡萄糖的使用,从而保存足够的热量供给宝宝,所以这也能解释为什么妊娠糖尿病是孕期这种特殊时期高发的病症,哪怕孕妈妈之前并没有任何超重或者胰岛素抵抗问题。

孕妈妈该如何保持肌肉量

说完肌肉的重要性,孕妈妈一定想知道如何才能保持肌肉量,甚至让肌肉量有一些增长,但也会有疑问,都怀孕了,身体这么笨重,连很多正常的运动都做不了,又怎么练肌肉呢?而且,孕期运动会不会影响宝宝,会不会增加流产风险呢?

孕妈妈需要的正确且合理的方法,并不是那些日常使用的训练肌肉的方法。因为孕妈妈的主要目的是保持肌肉,甚至更长远地讲,是要远离妊娠糖尿病、远离不合理的增重和脂肪囤积、养育一个健康的宝宝。

1. 饮食

首先在饮食上,孕妈妈只需要按照本书的介绍来安排饮食,就能够摄取足够的优质蛋白质,而完全不必像很多健身人士那样每天补充蛋白粉。对那些胃口小或者几乎不吃肉蛋奶的孕妈妈来说,每天额外补充一杯蛋白粉才是有意义的。

如果孕妈妈能做好吃够、吃好这最重要的一步,就能保证肌肉量不会显著减少,因为肌肉量的决定因素是人自身的体重。也就是说,即使极少做抗阻运动的女性，只要营养合理，摄入的热量刚好，就不会出现肌肉量减少的问题。

2. 训练

保持理想的肌肉量是非常重要的目标，毕竟孕妈妈此时处于一个严重挑战腰椎的孕期，日后可能还要时常抱着10多公斤重的宝宝（我儿子15公斤了，还偶尔会要抱着），而且孕妈妈因为要用自己的营养去供养另一个小生命，所以身体会处在"高分解代谢"的状态，也就是说，除维持自身基本生存以外的营养物质都会优先供宝宝使用，一旦孕妈妈自己构建肌肉不足，就会面临"拆自身肌肉补充宝宝蛋白质"的严重问题，那可真的是生一个孩子折损三五年的健康。

同时，孕期妈妈身体的健壮程度，直接影响到产后身体的恢复速度，以及带宝宝的顺手程度。如果肌肉量本身就不足，孕妈妈就有可能在孕期发生下腰痛的问题，以及有更大风险发生腰椎损伤，甚至在产后落下腰痛的毛病；而且，由于肌肉量不足带来的胰岛素抵抗，也会让孕妈妈患妊娠糖尿病的风险更高，产后的体形恢复也更加困难。

所以，接下来我就介绍一些安全、有效的肌肉刺激方法来帮助孕妈妈进行锻炼。不过这里要提醒孕妈妈的是，在此我仅仅给出部分适合孕期保持肌肉量的训练方法，至于每种方法的具体练习教程，还需要孕妈妈咨询专业教练进行练习。

- 孕期瑜伽

瑜伽并不是单纯的运动,它是起源于印度的一种身心共同修行的方法。其实它与中国的太极很像,都是借由身体来调理身心平衡的一种方法,而非仅仅的锻炼。

随着瑜伽后来的普及,越来越多的人发现,它是一种温和且能有效提高身体灵活性和促进健康的好方法。瑜伽在做出适当修改后,非常适合孕妈妈和产后妈妈训练使用。

它的精髓是通过肢体和呼吸的配合来提高身体的连接性(对身体的感知)及柔韧性。所以在孕期,妈妈身体里有了新生命的时候,练习孕期瑜伽对孕妈妈和宝宝都是非常有好处的。首先比较好理解的就是,瑜伽能增强身体的平衡性,从而舒展各处的肌肉,对孕妈妈利用肌肉分担腰椎增加的压力很有帮助;其次,瑜伽对呼吸的调整和练习对顺产妈妈利用呼吸放松身体,甚至减轻疼痛都有好处;最后,冥想是瑜伽练习中很重要的一部分,它通过让孕妈妈进入冥想状态,与胎儿进行心的连接——不要觉得这点说起来很虚,其实人的意识就是难以形容,能感受到这种连接的孕妈妈一定能获得更强的意义,从而强化其承担新角色的信心。

我从孕18周开始每周练习孕期瑜伽2次(孕妈妈一定要选择孕期瑜伽,因为有一些瑜伽动作并不适合孕妇),一直持续到32周。每次做完瑜伽后我都感觉身体特别清爽,而且消耗了一定热量,对维持整个孕期活力和美体都有帮助。孕期瑜伽不需要用到腹部的力量,而通过伸张上肢和稳定下肢来舒展和探索身体,同时还有大量的冥想和恢复时间,特别适合不喜欢高强度运动的孕妈妈调节身体。

• 孕期普拉提

普拉提起源于德国，最初是给长期关在室内缺乏自由运动的囚犯做肌肉恢复用的。听上去是不是很适合孕妈妈？要知道，孕妈妈在坐月子期间，其实就跟"坐牢"似的，尤其是顺产妈妈，很可能会有腰疼的问题（因为顺产需要大量用到腰肌的力量，但是合理的顺产对妈妈、对宝宝都是利大于弊的），因此普拉提也非常适合用于产后恢复训练。而我这里要强调的是，普拉提的部分动作，一样适合孕妈妈在孕期作为核心稳定和精准强化某些肌群的运动来做，这非常有利于女性核心肌肉的维持，避免肌少症发生的风险。

而且，在孕前利用普拉提去锻炼背部和腰部的肌肉，非常有利于减轻因孕期身体负重而造成的损伤。对于备孕期的准妈妈或者准备怀二胎的妈妈来说，这是必须要做的"保护性"训练。

• 孕期简单的抗阻运动

因为孕妈妈子宫负重较大，所以其整个腹部肌肉和腰部肌肉都是不宜锻炼的；同时，任何需要移动骨盆、扭转腹部、腹肌发力，以及所有有负重的运动都不适合孕妈妈做。除此之外，孕妈妈可以针对局部肌肉进行低强度而有规律的刺激。

其中，上半身的肌肉尤其适合做低强度训练。我在孕期就选择了两个各1公斤重的哑铃，跟着教程做各种训练上肢肌肉的练习。不用担心小哑铃的负重，你只要保证这个哑铃只会使用到自己手臂和胸部的肌肉即可。孕妈妈一定要选择合适自己的哑铃重量。

对于下半身的训练也是一样，比如针对臀大肌和大腿肌肉的训练是既安全又有效的。

这些看似很平常的训练对日后育儿（比如时常要抱宝宝这样的"力气活"）是非常有用的，尤其上肢的强健非常利于女性保持紧致的手臂线条，所以，爱美的孕妈妈一定不要忽略这些让自己显著变美还不要钱的小技巧。

事实上，我们只需要付出一些时间学习知识，规划好生活，把学到的知识转化为习惯坚持下来，就能让自己变得更加健康。

孕妈妈还需要更精细的营养调控

肌肉量反映的是孕妈妈的"粗营养"状况。毕竟如果连饭都不好好吃，是很难有正常的肌肉和脂肪比例的。所以对于已经有了正常的肌肉和脂肪比例的孕妈妈，首先恭喜你们，身体状况已经有了50分！

但还不能高兴得太早，还没有及格呢！因为"粗营养"状况基本上只能反映孕妈妈的饮食和运动处于一种能量平衡的状态。如果把身体比作一台机器，健康的肌肉和脂肪比例只能表示这台机器"能运作"，但是效率如何却不得而知。如果想获得更加优异的身体表现，比如保持年轻、肌肉紧实、不得慢性病等，就必定不能只停留在"能运作"这样的低标准上，而要"可持续地优化运作"。

身体这台机器的效率正是由"精细营养"调控的。比如有的孕妈妈看上去挺健康，不过胖也不偏瘦，但是却生了一个总爱生病的宝宝。这有可能就是一个在中国妈妈身上最常见的关于孕期精细营养的问题——缺铁！因为孕期生理原因，孕妈妈的血液会增多40%左右，同时宝宝发育也需要用大量的铁，所以如果膳食跟不上，孕妈妈就非常容易发生暂时性贫血；倘若这时候孕妈妈未检查出贫血问题，没有改善饮食，那么就会开始影响宝宝，直至宝宝出生。贫血意味着血液中红细胞的质不高、量不足，那么孩子自然"一落地"就会面临体弱多病的"开局"。

然而贫血与胖瘦并没有直接关系，所以很多看上去圆润的孕妈妈也可能隐藏着巨大的健康隐患。因此除了保持规律的孕期体检，在膳食方面跟着靠谱的营养师做功课也是最具性价比的做法了。

第 2 章
备孕需要提高的营养力

要想安然度过孕期，不被营养素缺乏的风险困扰，预防一些可能在孕期出现的症状甚至疾病，以及达到最高目标——孕育一个健康的宝宝，同时养出好身材，提高营养力是孕妈妈最重要的功课，因为它能决定体重基数和腰围。而运动只是在保证营养的基础上进一步塑形和保持适量肌肉刺激的加成。我本人不是一个健身达人，平时的运动虽然规律但不专业，而我的身材和体重的保持基本80%归功于良好的饮食与营养，如果孕妈妈还同时精于健身，那将会更有效率地获得好身材！

❤ 备孕究竟是在准备什么

孕育宝宝虽说是女性天生就被赋予的一种传承DNA与爱的能力，但并不是说每个女性都能顺利地迎接这个过程。在育龄的女性当中，绝大多数在备孕过程中都会遇到各种各样的小问题，然而这些小问题却是会影响女性今后身体和心理健康的长期因素，所以在备孕期一定要做足营养功课来尽可能避免这些小问题。

除生殖系统有疾病的女性需要先排除病理之外，能正常怀孕的女性因为营养不当和体成分失衡导致怀孕难、怀孕后小毛病多，以及产后身体恢复不佳等情况非常常见。在整个孕育过程中，不仅她们的身体和精神双重受损（"一孕傻三年"是有道理的），而且她们产后的生活质量和体形也都会受到难以修复的负面影响。

孕妈妈身体上的缺陷会通过血液实实在在地传递到胎儿的体内，比如激素的波动、血糖的不稳定，还有与孕妈妈情绪相关的神经递质等信号分子，这些影响虽然细微但是重要；孕妈妈本身的健康活力也会对孕期以及后面一连串"生活大爆炸"带来很大的影响。所以备孕绝不仅仅是为了怀孕，它有以下4个目标：

- 保证孕妈妈本体健康足以迎接怀孕的挑战。
- 保证宝宝营养的起跑线和一辈子的身体素质。
- 保证孕妈妈孕期、生产和产后的顺利。
- 保证孕妈妈生产后恢复至完美体态。

很多孕妈妈都知道坐月子重要，它是奠定日后健康的重要时期；而事实上，孕期的身体基础才是决定产后恢复速度和程度的重要指标。打个比方，如果说生育宝宝的过程就像是将一瓶水倒进另一个容器中，那么坐月子期间小心翼翼地呵护是为了在倒水的时候不会洒出来而浪费水，而真正决定容器里水多水少的根本要素还是原先瓶子里的水有多少！所以把备孕这个过程理解为"增加孕期储备"才是正确的。

希望所有孕妈妈都能记住这样的比方：在孕前和孕期一定要把自己的"水"保持得满满的，而坐月子时只需要小心不去耗损身体即可，千万不要本末倒置——对营养素缺乏这样关键的健康因素放任不管，却死盯着坐月子能不能洗头这样的小细节不放。

❤ 备孕时需要制订"有效目标"

所谓备孕，就是为日后的孕期和分娩提供身体储备，不要单纯地将其理解成"储备能量"，其实备孕是把孕妈妈的健康调整到最有利于孕育和照顾宝宝的状态，也就是其自身的最佳状态。备孕实际上是种促进自身健康的过程，所以孕妈妈的目标需要定位在"最佳健康"而不是"没病就好"上。这就是所谓的"法乎其上，得乎其中；法乎其中，得乎其下"。从心理学层面来看，很多孕妈妈并不是觉得健康不重要，而是找不到一个心理痛点去让自己遵守这些健康生活的"小约束、高标准"。下面就给各位孕妈妈从心理的角度支几招。

不要制订"无效目标"

比如"生个健康宝宝，自己不太胖"，看上去似乎是个可期待的事情，但类似这样的目标就是"无效目标"。首先定位太宽泛，什么是健康宝宝？怎样算不太胖呢？当然这些都是合理目标，但是在制订时可不能这样笼统，否则是无法把目标对应到具体行动上的。还是用我来举例，我制订了一个关于宝宝体重要3公斤左右的目标——这是结合了我的出生体重、我的现有体成分，以及我希望宝宝不是巨大儿但体重也绝对不能过轻而制订的目标。所以，在孕期我才会对应目标，控制总热量、控制血糖、吃够各类营养丰富的食物，因为我时刻记得"宝宝的体重要3公斤左右"这样既对他有利，又能让我更容易顺产的好目标。

看到了吗？"生个健康宝宝"是谁都会想，但是并没有太多实际帮助的宽泛目标。而只有制订出"宝宝3～3.5公斤、不贫血、不容易感冒"这样具体的目标，才能真正落实到"控制饮食热量、补铁、补锌、日晒充足、运动适量、不生气、不焦虑"这样具体的行为上来，所以孕妈妈一定要学会制订这种"可执行"的健康目标。

多制订"反向目标"

要知道，我们自律与否并不是取决于我们想怎样，而是取决于我们不想怎样。

这不是"熬鸡汤"，而是要引导孕妈妈用一种更加有效的思维制订孕期的健康计划。

孕妈妈可能留意到上面我举例的目标"不贫血、不容易感冒"，都有一个"不"字。其实核心思维就是，我们会自律是因为我们不想变成什么样，负面结果的威慑力是非常强大的，很多时候远远大于正向目标的诱惑力。

比如说，很多孕妈妈觉得生产会变胖是个自然的过程，而事实上也的确如此。因此很多人觉得产后保持少女般的小蛮腰和纤瘦身材很难、很遥远，若是把"产后维持苗条"作为目标，往往非常容易败在"饿了就该吃"和"孕妇就该多吃"这些不合理的理念上。因为这部分孕妈妈打心底里就没觉得

"产后维持苗条"对她们多有驱动力,认为那只不过是个美好的愿望罢了。这就是"正向目标"刺激力不足的一个例子。让我们来看看"反向目标"——"不想变水桶腰"的力量。孕妈妈都知道,如果产后恢复不好,身材很容易大走样,腰围迅速变粗,腹部松垮,直接变成"水桶腰"。铺设"反向事实"只是制订"反向目标"的第一步,第二步则是需要把这个"反向事实"与我们最想避免的情景联系在一起。比如我,如果我的身材变成不健康的模样——粗腰、有赘肉、肌肉松垮……那么我作为营养科学从业者的资质就很可能遭到质疑——你连自己的身材都管理不好,大家为什么要相信你的专业度呢?一想到这个,我自然就会觉得孕期对身材的管理实际上不仅关系到我的健康和外表,而且也关系到我的事业形象,这么一来动力自然比"保持身材"这种泛泛之谈强大多了。

同时也需要提醒孕妈妈,千万不要把这个"反向目标"与恐惧情绪搞混了。"反向目标"仅仅是指我们想要避免的生活状态,而不是害怕的状态。从心理学上来说,想要避免是种理性的愿望,比如"我不想40岁就患上慢性病",而"我身材差了,就会被伴侣嫌弃,会丧失社会价值"就是种纯粹的恐惧情绪了。这是一定要区别开的。

只要是你特别在乎的合理目标,比如不想在开家长会时成为身材最差的那个妈妈,不想让同事觉得自己产后的工作能力下降,不想当一个因为产后精力不济而不得不辞职带孩子的全职妈妈,不想让宝宝一出生就是巨大儿,等等,都可以作为你的"反向目标"。通过对这个"反向目标"的强烈抵触,你会非常自然地对自己进行管理。同时记住,它不是恐惧,而是理性思忖后的结局。

警惕"扭曲的目标"以及产后抑郁症

除前面的恐惧情绪要警惕之外,这里还要提醒一点,千万不要把"反向目标"与"不合理信念"联系在一起,后者与孕期情绪不稳定和产后抑郁有着密切的关系。比如"生育是对我容貌和身材的摧毁"这种扭曲的想法与"反向目标"最大的区别就是,前者把健康层面的变化强制拉升到了价值观乃至人生观层面,认为身材不好就等于没有价值,外貌变化了等于不值得被爱,等等。所以孕妈妈要制订健康层面的理性计划,而不要投射到价值观和人生观层面,这样也能有效避免恐惧情绪的产生。

心理健康,是身体健康的大前提。而心理健康,最重要的就是有合理的信念。

假如说你的目标投射点是扭曲的,你的行为也会非常扭曲,而扭曲的行为会让你的内心更加纠结,从而容易陷入抑郁和狂躁的情绪中;要知道,自律是理性而自然的选择,而狂热的自律则是扭曲愿望下的扭曲行为,一定会因忍无可忍而导致最终爆发。你一旦相信了一个扭曲的观点,比如胖了将不值得被爱,就难免会做出产后疯狂节食的错误行为来伤害自己。所以健康的目标一定是在心理和身体都"理顺"了的前提下才能实现的,如果孕妈妈对任何扭曲的目标有执念,我建议先做心理治疗。

拥有一个健康平稳的心态和妥善处理情绪的能力,对孕期养护和产后恢复非常重要,且重要程度不亚于我们学习营养知识。要知道,孕期不仅仅带给孕妈妈身体上肉眼可见的变化,因为激素的剧烈变化,也会使孕妈妈的情绪产生非常大的波动。尤其在面对日后的生活角色将发生永久性的改变时,很多孕妈妈会觉得焦虑、抑郁，这个层面上的问题很难单纯通过饮食、运动去疏导，及时求助于朋友、家人、心理治疗师，才是更加合适的做法。

同时，足够的营养知识和良好的健康状态，在很大程度上能保护妈妈不受情绪的困扰。比如一个产后恢复比较快、宝宝健康的妈妈，无论如何都会比恢复慢、宝宝时不时生病的妈妈有更少烦恼和心理负担。

产后抑郁症的发生也与产前的心理调节有很大关系。虽然迄今为止并没有找到产后抑郁症的发病原因，但是几种危险因素都被发现了，比如遗传因素、内分泌（激素）因素、生产困难（难产、胎儿滞留、使用辅助生育工具）带来的恐惧情绪，以及生育后身体的不良症状（乳腺炎、恢复不佳）等。

除了不可控的遗传因素，其他的因素基本都能从身心双重健康的角度来避免。比如平衡激素，科学已经多次证实了良好的膳食、充分的睡眠和适度的体力活动能减少激素紊乱的程度，因此我非常推崇在孕期和产后一定要"从战术上当好一个妈妈，从战略上做好人生的中场休息"，孕期放宽心才能有稳定的生理状态。

充分学习备孕知识，就相当于用科学的武器去降低身体和心理的种种不适。千万别小看这些准备，你越了解事情的困难度，必然就越有自信面对它，即使遇到挫折也知道"这都是正常的，没什么大不了"，这才是真正健康的心理。

❤ 备孕的合理目标有哪些

保持合适的体重

合适的体重是在标准体重范围之内，即体质指数BMI（体重除以身高的平方）为18～23的体重。如果BMI低于18，则需要进一步看肌肉量，如果肌肉量也低，那么你的目标应该是通过运动并配合饮食增加肌肉量；如果BMI高于23，除非是运动员或者肌肉特别发达的人，否则通常意味着体脂较多。建议这部分女性在备孕期先通过减脂计划把体脂降到合理的范围内，同时将BMI尽量保持在23以内，从而减少产后恢复的压力。

脂肪含量比体重更具有指导意义，如果脂肪含量处于标准范围内，则无须减少饮食热量；如果脂肪含量过高，则无论肌肉量如何，都需要依靠运动和饮食来调节体脂。因此总体来说，单纯看体重并不能"一刀切"地来判断你需要增重还是减重，一定要进一步分析肌肉和脂肪的比例，才能决定饮食和运动是否需要调整。

较高的初始体重（备孕期体重），尤其是因为体脂超标导致的高体重，与妊娠期的各种代谢病有密切关系，比如体重过高的孕妈妈比体重正常的孕妈妈患上妊娠糖尿病和妊娠高血压的风险都高。所以孕妈妈的体重不光关系到身材这么简单，它还关系到孕妈妈和胎宝宝共同的安全。

处于标准范围内的肌肉量和脂肪含量是备孕的最佳状态。如果肌肉量偏低、脂肪含量偏高，孕妈妈患妊娠糖尿病的风险很高；相反，肌肉量正常、脂肪含量偏低这种类似运动员的身体状况，则是最不容易受孕的，因为女性的雌激素与脂肪含量呈正相关，属于这种身体状况的备孕妈妈需要通过科学增加饮食热量来提高脂肪含量，以增加受孕的概率。

若是肌肉量偏高、脂肪含量也偏高，则可能意味着你有超重的问题，而健康风险并不见得很大。此时你需要做的是在备孕期和孕期控制总热量的摄入，但不需要太大调整饮食结构。孕期适当的热量摄入能保证宝宝的使用，孕妈妈自己还能减脂，同时不会影响肌肉的维持。因为充沛的肌肉量对于孕妈妈来说是一种极佳的身体支持，尤其是核心肌群——支撑整个躯干部分的肌肉，它们对孕妈妈不断增加的体重和腰椎负担起到支撑作用，因此我建议，备孕妈妈可以有意识地每天做核心肌群的训练。到了孕期，由于子宫变大，孕妈妈不适合做腹部用力的动作，可以改为做安全的孕期瑜伽。这类以静为主的运动，一样可以通过改善肌肉紧张度来增加身体灵活性，同时能轻度刺激肌肉，无论是对孕妈妈的身体还是对其日后的生产都是大有好处的。

食品安全的界限要明确

孕期不同于平时，孕妈妈吃下去的食物影响的不仅仅是自己，还有依赖于母体养分成长的宝宝。如果在这段时间孕妈妈吃下去有害物质，将会对发育中的胎儿产生不可逆的不良影响，所以给自己设定孕期的饮食禁忌自然是一个很有必要的饮食目标。

在本书后面会用专门的章节从食品安全的角度讲述孕期究竟不能吃什么（中医角度的饮食禁忌这里暂不涉及）。我向来鼓励孕妈妈对中西方营养学采取兼容并包、兼听则明的态度，同时听取中医和西医的双重信息来决定饮食，然后评估两种信息与自己的"契合度"最终决定如何应用，尽可能不要只信一种而完全抛弃另一种声音，是比较明智的做法。

每天适度享受美食

是的,好的饮食一定包括了三个维度:食品安全、营养以及带给人的愉悦感。食品安全和营养两个维度是本书可以带你顺利跨越的,而对于食物带给人的愉悦感,需要读者在跨越前两个维度之后去寻找使自己愉悦的膳食。我从来都主张"千人千膳"的饮食模式,不是所有人都只能吃成一个样子,毕竟食物与人的交互异质性很强。无论从身体上还是从情绪上来看,在营养充分、热量适当的基础上,吃得开心才是最高级的需求。

食物对人类来说就跟水和空气一样,是一种关系到生命存在与否的重要物质。所有人每天都需要面对的问题就是对食物一次一次的选择,而我们的身体、外貌、心理乃至寿命如何,其实都是这一次一次的选择塑造而成的结果。所以说,营养学是一门生活必需的科学,而"深究幸福的营养学"更加是在工业化社会适应人们生活的新话题。

食物让我们的生命得以延续,这个延续必然是快乐的。而这个快乐同时也需要满足两个条件,一是身体和心理都快乐,二是可持续性。

比如,薯条是很多人喜欢吃的食物,虽然我们也知道单纯从它的营养成分来看,并不值得不缺热量的现代人选择,但是它提供的愉悦感却让很多人忽略了营养方面。于是人们会不停地吃薯条,让薯条对自己的快乐刺激持续不停,直到饱了为止。结果,人们的确很快乐,但是这种快乐是身体层面的,毕竟稍有理性的人都会明白这个行为并不合理。年轻的时候,怎么吃都不会胖,也不会得病,但是过了40岁,如果还想吃就吃,毫无节制,身体可能就会用肥胖和慢性病来强制叫停你!

这个例子就告诉我们:只注重饮食的第三个维度——愉悦感,既不会让你心里感到踏实,也不会让你持久快乐。

所以,平衡才能获得幸福,而不是一味放大当下的快乐,尤其是感官的刺激。

平衡的快乐的核心就是满足上面说的两个条件,当你在选择你喜欢吃但可能营养上并非最佳的食物时,先问自己几个问题。下面我用吃3块炸鸡做例子来讲。

Q1:如果我今天吃3块炸鸡,心里是不是真的会开心?

如果你的答案是"吃完我一定会后悔,而且可能痛恨自己不争气,从而产生挫败感",那么自然是应该少吃或者避免吃的。这也就是所谓的延迟满足,也是一种对自我更深层次的认同,它是成年人必须具备的一种心理素质,否则成年人很难获得心理的健康。很多人的抑郁症或者饮食失调症就是因为没有搞清楚这个问题,内心不自洽引发的。

Q2:吃了3块炸鸡后,会不会对我的健康目标有严重的负面影响?

如果你的答案是"会"(比如你已经严重超重了,或者你此前已经吃了过多食物),那么自然也应该重新估算和斟酌,因为这就意味着你得到的愉悦感不可持续,它很快就会被身体的不良反应消耗殆尽——比如吃完过几天你发现又胖了,你会开始指责自己,产生内疚感这种不良情绪。

Q3:吃了这3块炸鸡之后,我能不能利用饮食或者运动轻松调节回来?

注意"轻松"两个字,意思就是这种快乐是否会带来更多弥补损失的行为，如果是，那么从长期来看必然是得不偿失的。所以理性衡量做一件事的得与失，也是成年人在做选择时必须具备的能力，否则就会遇到很多挫折，对身心都造成痛苦。

如果你的答案是："我已经半个月没吃过炸鸡了，今天好想吃，吃完一定很开心；而且我的BMI是20，腰围一直保持在68厘米，肠胃功能也正常，吃下3块炸鸡不会不舒服，也不至于让我显著变胖；吃3块炸鸡，会摄入大约600千卡热量！我只要明天午餐时吃个蔬菜豆腐这样的低卡餐，一下就能平衡回来，不会太受苦。"那么说明你对自己和自己吃下去的食物有足够的了解，享受美食对你而言就是100%的愉悦。

不要担心偶尔对欲望的满足会对身体造成伤害，人生从来都是动态平衡地前进的，而不是像机器那样只能分析当下的利弊。毕竟生活是场马拉松长跑，我们所有的收益和代价都是需要放大到一辈子来考虑的。

但是如果你的答案中有任何的纠结，或者你选择了麻痹自己而不去回答这三个问题中的任何一个，那么就危险了。

如果这三个问题没有解决好，就可能导致暴食症和催吐症。我见过一位患饮食失调症的咨询者，她的饭量大概是正常人的三倍；她吃的时候非常开心，因为口感和胃都得到了强烈的刺激和满足，确实属于当下开心了；但是很快，随着进食过多，她的味觉刺激开始变弱，胃慢慢觉得有点撑，于是愉悦感骤降，到最后撑得难受，愉悦感完全消失。

更加不幸的是，随着感觉越来越撑，她的内疚感和罪恶感也越来越强烈。她是个爱美女士，目前的体重比她的目标体重还多5公斤，她对自己的身材有点自卑。暴食的后果显然是她无法承担的。

我们来分析一下为什么她的"欲望"并不合理：首先她并不是真的开心（这种味觉刺激太短暂了，而且明显已经伤身）；其次，她并不愿意为此去跑步10公里（这样会严重耗损膝盖，并不理性）；最后，也是最核心的问题，她觉得自己又一次减肥失败了（她为此付出的代价很大，并不值得换取当下的开心）。

所以可以看出，以上三个问题她给出的答案都是"大大"的否定，但她依旧选择放纵自己吃这么多，最后的结果自然会是扭曲的，她选择了逃避问题同时也是伤害最大的办法——催吐，也就是把吃下去的东西用人为刺激喉咙的办法吐出来。这个过程会因为胃酸的流出严重损伤喉咙和牙齿，同时浪费食物也不是一件令人舒服的事情，所以在做完这件事之后，她陷入了另一重深深的自责。

通过这个极端的例子可以看出来：当最初的那个选择不对的时候，你会一直为这个错误的选择买单，而且代价非常大。所以真正的理性并不是"残酷的自律"（饥饿压抑），而是分析长远的利弊之后做出"可持续的选择"。这也是有的人开开心心吃3块炸鸡还不会胖，而有的人天天节食却瘦不下来的部分原因。一方面是我们看不到别人生活状态的全部，另一方面是，前者做出的选择都是可持续的，而后者却长期陷入为"少数严重错误"买单的痛苦中。

❤ 备孕需要的核心营养素有哪些

除了身体"底子"好，良好的备孕环境还包括一个非常重要的要素——

性激素。毕竟孕期是一个激素调控的特殊时期，女性身体的很多变化，比如月经、乳腺发育、子宫活动等都受到激素的调控。所以，一个良好的内分泌系统肯定是顺利备孕的关键。

当然，我们首先需要排除内分泌系统和生殖系统本身的异常情况，如果在孕前有这两方面的任何问题（比如激素分泌紊乱、排卵异常、患多囊卵巢综合征等），都需要去医院解决。因为激素的异常不仅不利于备孕，而且即使怀孕，对胎儿的稳定发育也是个很大的挑战，所以如果有这方面的疾病，一定要先调理好再备孕。

排除了病理原因后，只要保持合理的饮食和运动就可以了，并没有什么特殊的"促排卵"或者"备孕保胎餐"一说。女性在备孕时期，调控排卵周期的激素主要有两种，一种是雌激素，另一种是孕激素。而这两种激素的分泌与卵巢的健康和情绪有关系。

健康的饮食"长得"都比较像，不利于备孕和怀孕的饮食却各有各的问题。

1. 饮食中快消化碳水化合物摄入过多

饮食中快消化碳水化合物（消化快的一类碳水化合物）摄入过多，再加上饮食顺序还不对的话，血糖会因此过度上升，同时引起胰岛素分泌和生长因子增多，不利于体内激素的平衡。其中最常见的例子，就是关于多吃游离糖（游离糖是指人工提纯的单糖、双糖和天然浓缩/富集的糖浆，包括蜂蜜和果汁中的糖）与长痘痘的关系，其主要理论就是摄入游离糖后能快速升高血糖，而血糖刺激胰岛素，继而刺激一系列其他有利于脂肪囤积、生长的激素，包括雄激素，而性激素只要有一点点变化，皮肤这个表体最大的器官就会发生很敏感的变化——毛囊分泌旺盛起来，于是便长痘痘了。由此可见，吃多了游离糖，确实不利于性激素的平衡。那么，为了保持身材和保证备孕顺利，告别那些甜甜的零食，放下那杯哪怕加了半糖的奶茶，改喝自制无糖奶茶或许才是更理智的。

除了比较好理解的游离糖，淀粉也是一个风险因素。倒不是说孕妈妈从此不能吃含有淀粉的食物，而是孕妈妈需要检查一下自己的饮食是否过度依赖精制碳水化合物（如谷薯类）。比如，一顿饭可能是一碗面条加几根青菜、一块肉，或者是少量鸡蛋、少量蔬菜炒一大盘米饭。显然，这些餐食不仅缺乏蔬菜和优质蛋白质，还有一个隐患就是"精制淀粉"过多。

其实淀粉本身没有精制与否的说法。这里的"精制淀粉"是指来自精制谷物和加工食品中的淀粉，比如白米白面中的淀粉、面包中的淀粉、汤圆中的淀粉、饼干中的淀粉、藕粉糊中的淀粉、汤羹勾芡中的淀粉，等等。与之相对的是全谷物和杂豆，比如大麦、藜麦、薏米、红豆中的淀粉。

想要以最好的身体迎接宝宝，就要避免吃那些富含大量淀粉、大量糖的精制食物，从而保持一个平稳的血糖环境，因为精制食物与全谷物和杂豆相比，除淀粉外其他营养素都相对匮乏，而后者虽然含有大量淀粉，但同时具有相当多的膳食纤维和微量营养素，所以对血糖更加友好。

2. 饮食中饱和脂肪摄入过多

饱和脂肪本身对健康的风险已经被不少实验证实了，我们每天能摄入的脂肪就那么多，如果饱和脂肪占大多数，就意味着我们摄入的脂肪比例不健康。饱和脂肪通常来源于以下两类食物：

- 动物性来源食物。比如，肥瘦相间的肉、动物内脏、动物皮，还有动物油脂等都是饱和脂肪的来源大户。这类食物通常具有高热量、高饱和脂肪的特点，因此吃过多这类食物，会大大增加膳食热量，同时摄入太多饱和脂肪，不利于身体的脂肪代谢。
- 加工和油炸食品。除了动物脂肪，加工和油炸食品也是饱和脂肪的来源大户。主要因为加工和油炸食品需要"很稳定"才能达到一定的保质期，所以就需要使用稳定的饱和脂肪。比如经常被用来做油炸方便面的棕榈油，再比如被很多市售的烘焙食品，像饼干、小蛋糕等用来做奶油的氢化植物油，等等，这些都是饱和脂肪。有的因为工艺问题而不完全氢化，甚至成了更加伤害身体的反式脂肪（如今已经比较少了）。所以，我们需要严格限制摄入所有的加工和油炸食品，最好是用优质植物油自己制作。

除了饱和脂肪（甚至反式脂肪）含量高，加工食品与天然食物的最大差别还体现在保质期和营养比例上。我们不能说加工食品一定不营养，火腿肠中也含有很多蛋白质，谷物饼干的膳食纤维含量也不见得少，但是它们大多都有"硬伤"，即含有食品添加剂以及营养比例不合理。

偶尔地少量摄入食品添加剂，是安全的，因为它们会被我们的肝脏代谢掉，对健康不构成威胁。但这种需要肝脏代谢的物质，最怕就是"长年累月地大量摄入"，所以加工食品的角色注定只能是零食，绝不能用来当正餐天天吃、大量吃，否则肝脏代谢不了的物质都会成为干扰我们身体健康的隐患。生活中有不少食品添加剂和污染物对性激素造成干扰的例子，所以我建议孕妈妈，对任何含有新型食品添加剂的食物保持"如无必要，尽量少吃"

的谨慎态度。

❤ 太瘦很难怀孕，试着这样健康增重不臃肿

健康的体重是备孕的一个大前提，因为健康的体重意味着备孕妈妈拥有充足的肌肉量、合适的脂肪含量和适当的激素分泌。同时，健康的体重也与妈妈的免疫力有关系，如果在孕前就超重，那么进入孕期随着脂肪的囤积效率进一步提升，孕妈妈的身体会不堪重负，从而大大增加患代谢病的风险，而且腹中未出生的宝宝也会增加一生超重的风险。

体重过轻是不行的。体重低于标准重量只有两个原因。一个是肌肉太少，同时脂肪也少。这样的人会非常瘦弱、怕冷、容易感冒，一旦遇到更加严重的传染病，重症和死亡的风险都会高于体重正常的人群。另一个原因是"皮包脂肪"。所谓"皮包脂肪"是相对于"皮包骨"而言的，这种状态的人在亚洲人群里会稍微多一些，他们的体重低于标准重量，同时肌肉很少而脂肪比例却相对较高，与前面肌肉、脂肪都少的人相比，这类人更像是皮包裹着脂肪，而不是包裹着骨头。国外也把这类人称为"苗条的胖子"。别看他们体重很轻，脂肪也多不到哪里去（毕竟总体体重是低于标准重量的），但他们的最大问题就是"不平衡"的脂肪比例，因为相比于脂肪多、肌肉也多的"整体大一号"的人，这类"苗条的胖子"会有更大的风险罹患糖尿病、心血管疾病等对健康有长期负面影响的慢性病。

所以我要提醒孕妈妈，体重并不是判断你身体健康的最终标准，脂肪、肌肉占整体的比例才是。接下来我就针对这两类备孕妈妈讲讲如何健康增重

和增重减脂。

肌肉少、脂肪也少的备孕妈妈

这一类的其中一部分人（尤其以我国南方人居多），肌肉少、脂肪也少是源于基因，而因基因导致的瘦弱通常对备孕影响较小，本节更加关注的是因为饮食和运动不当引起的瘦弱。

这类备孕妈妈的怀孕概率偏低，因为这样的身体通常意味着"营养不良"。也就是说，身体用来合成肌肉和蛋白质的热量和营养素都不够，哪里还有多余的去备孕呢？因此提升身体素质是改善这种状况的根本之计。我建议这类备孕妈妈的饮食可以采取以下策略之一。

1. 增加热量和营养素摄入

这类人群要么胃口天然特别小，在热量和营养素没摄入够的时候就饱了，而且活动量也比较大，所以导致身体负平衡，越来越瘦；要么因为肠胃功能比较弱，食物吸收率不佳，导致"内部浪费"。西方有句名言："你吃什么就是什么。"（you are what you eat.）而东方智慧则更加精准地修正了这句名言——"你消化了什么就是什么。"是的，我们消化和代谢了什么，才真正决定了我们的健康。有的人很能吃但是不胖，有的人吃很少却瘦不下来，这就是基因、消化代谢和肠道菌群综合作用的结果，千万不要把胖瘦简单粗暴地归结为"吃多了或吃少了"。

无论是哪种原因导致的瘦，都是因为总体缺乏热量，因此身体也自然等比例地瘦。这种情况的解决办法就是少吃多餐——虽然胃口小，但可以把一顿大餐拆分成两三顿饭。建议这类备孕妈妈可以一天吃5～6餐，最后一餐要在睡觉前4小时完成，因为我们需要的是健康增重而不是"育肥"，血糖平稳的重要性依然居首位。

这5～6顿饭可以这么安排：每顿都需要吃1份蔬菜（100克左右）、1份蛋白质丰富的食物（50～80克）。此外，正餐还需要加1～2份谷薯类作为主食。

也就是说，正餐还是正常吃主食、蔬菜、肉、蛋及豆制品这类食物，除此之外，还需要在上午和下午各加一顿"小餐"，建议最好是1份蔬菜配合坚果类或乳制品这样的健康小吃。毕竟肌肉和热量同时缺乏的备孕妈妈，肯定不能一根筋地逼迫自己多吃一碗米饭，而应该蔬菜、蛋白质类食物和谷薯类食物等比例提高。

同时注意避免吃一些特别占肚子但是热量和营养素（不仅仅是热量哦）都较低的食物，如汤、含水多的瓜果，以及面筋类、糕点类和膳食纤维含量过高的食物。

吃水果也需要把量控制在每天2份（1份大约是1个拳头大小），因为水果的营养成分相对单一，而部分水果饱腹感很强，且含糖量较高，多吃了水果也是这类备孕妈妈吃不下饭的一个重要原因。

2. 服用营养补剂

服用营养补剂，可以帮助这类备孕妈妈吃得更加轻松。针对常年体重上不来，而且身体瘦弱、力气小的备孕妈妈，补充蛋白粉可能是最有效率的办法，毕竟蛋白质是三大供能营养素中唯一一个不是当燃料来"烧"的，它是构成身体成分，尤其肌肉的基础材料。因此，可以考虑在上午或者下午的加餐中加一杯蛋白粉（含10~15克的优质蛋白质），然后在正餐中多吃1份蔬菜就好了。

总体来说，这类备孕妈妈最重要的饮食技巧就是：蔬菜的摄入需要与热量的摄入等比例提高。

仅仅肌肉少的备孕妈妈

如果说前一类备孕妈妈只是单纯的体重过轻，需要多吃有营养的食物就可以了，那么第二类备孕妈妈就比较尴尬了，虽然体重偏轻，但是从体成分上来看却又有着多余的脂肪。对于这个比较棘手的问题，就要从一边增加肌肉量，一边保持热量两方面来着手了，而最好的办法就是：调整饮食结构加合适的运动。

饮食结构指什么？指五大类食物的饮食分布。

所谓五大类食物是指：谷薯类（主食类）、（非淀粉）蔬菜类和水果类、鱼禽蛋肉类、乳品类和大豆/坚果类、油和盐。其中，水果类可以与（非淀粉）蔬菜类分离单独计算；而油中的烹饪油通常是平均分配在其他类食物中的，不单独计算。

对于体重正常的成年女性来说，一天正餐合理的结构如下（按照热量需求1800千卡计算）。

- 谷薯类5份。例如，熟米饭1份50克、干燕麦1份25克、鲜豌豆1份80克、山药1份100克、干绿豆1份25克。
- （非淀粉）蔬菜类5份，水果类2份。例如，熟绿叶菜1份100克、菜花和瓜类蔬菜1份75克、胡萝卜1份50克，水果2份200～350克。
- 鱼禽蛋肉类3份。例如，肉1份50克、蛋1份50克、鱼1份80克。
- 乳品类和大豆/坚果类3份。例如，牛奶1份300克、豆腐1份100克、坚果1份25克。
- 油。例如，烹饪用植物油12克。

要注意的是，这个结构包括了加餐！也就是说，如果下午吃了一包薯条，或者吃了半个手撕面包，也要算在全天饮食中。薯条和面包属于谷薯类，那么正餐的谷薯类就应该相应减少。而重新重视加餐的"结构"可能是这部分仅仅肌肉少的人最应该注意的地方。我在工作中经常接触到这样的客户，他们最大的问题就是对正餐的兴趣或者重视程度不够，因此没能通过正餐吃够蔬菜、肉、蛋及豆制品（这些才是真正的"营养主力"）；而正餐吃不够就会导致两餐之间饥饿，时不时来点零食，其中最常见的就是以"精制淀粉"为主的调味加工食品。他们一天的饮食折算下来大致是这样的：7份谷薯类（全是精制白米面）+3份（非淀粉）蔬菜类+2份鱼禽蛋肉类+1份乳品类。

看到了吗？这样距离我们推荐的全天（非淀粉）蔬菜类5份、水果类2份、鱼禽蛋肉类3份、乳品和大豆/坚果类3份的要求差很远，尤其谷薯类不仅数量超标了，而且还全都由加工型谷物构成，可以说量与质均不过关。

营养获取不均衡，肌肉难以保持，而来自淀粉的热量却一直很多，于是身体通过升高血糖将其转化成大量脂肪囤积起来。而脂肪（油脂）的密度比水小，比同等体积的肌肉（含水量大）要轻不少，因此就产生了体重"假轻"实则摄取的热量可能过剩的问题。这类备孕妈妈第一步就是要回顾自己的饮食，把错误的习惯改掉，换成标准的饮食，看看体脂是不是能够减下去，然后再想办法把肌肉练回来，同时进一步优化饮食结构。

这类备孕妈妈要做的不仅仅是调整饮食，还要把不必要的热量降下去，因为体重并不超标，所以不需要减少饮食，要做的第一步是减少脂肪，第二步是增加肌肉量（对于女性来说，因为没有男性的雄激素，所以增长肌肉是一件不太容易的事情。与其说是为了增加肌肉量，倒不如说是为了保持在健康状态里应该有的肌肉量）。

第 3 章
孕期血糖——关乎妈妈的美和宝宝一生的健康

在传统的观念中,孕期健康一般与两个因素有关系:一个是孕妈妈自身的"底子",比如激素是不是正常、孕前有没有子宫或者卵巢的疾病史,等等;另一个是孕妈妈的身体是不是皮实,比如消化能力是不是足够强、身体是不是强壮,等等。但很少有人留意血糖和体脂,尤其是前两个因素都表现很好的孕妈妈,她们往往会被认为是特别不用操心的"金牌"孕妈妈。然而,其实最困扰亚洲女性孕期健康和终生健康的一个病症就跟血糖和体脂有着莫大的关系,那就是妊娠糖尿病(GDM)。它会使孕妈妈、胎儿日后患2型糖尿病的风险大增,而营养干预则是帮助孕妈妈降低风险的最佳方法。

❤ 亚洲女性的"特色"——妊娠糖尿病

妊娠糖尿病?听上去很奇怪,"我一来吃糖并不多,二来又没有糖尿病史,为什么在孕期会得这种特殊的糖尿病呢?"这是很多孕妈妈的误区——她们以为妊娠糖尿病完全是吃出来的或者与家族病史有强关联,殊不知妊娠期和亚洲人的基因就注定了亚洲女性会大概率地受到这种疾病的"青睐"。本节就来给孕妈妈深入解释一下什么是妊娠糖尿病，以及该如何预防它。

什么是妊娠糖尿病

我们首先认识一下糖尿病的三种类型。

第一种是先天性的胰岛素分泌缺陷，通常与基因有关系，它叫1型糖尿病。这种疾病大多在患者年纪轻轻的时候就发病，与后天生活习惯没有直接关系。

第二种是常见的、中年人多发的2型糖尿病，这是一种代谢出了问题的系统性疾病——并不只是简单的代谢不了糖和碳水化合物的问题，而是身体利用热量出了问题。一旦患了2型糖尿病，不仅是碳水化合物的摄入需要严格控制，要把整体的热量降下来，而且还需要重新审视自己的体成分，是不是体脂率太高了。所以，说糖尿病是一种因生活习惯不当而引起的病，一点没错。

第三种糖尿病，就是这里要详细说的妊娠糖尿病，它是一种仅仅发生在女性怀孕期间的疾病，发病的主要原因是孕妈妈在孕期激素会发生很大的变化，从而诱导血糖发生不良变化。其中就有促使脂肪囤积和促进胎儿吸收营养的激素，这些激素的主要作用都是促进宝宝的发育，但是同时，也会给孕妈妈带来一系列副作用——胰岛素更加不容易发挥作用，于是血糖会更加倾向于堆积在血液里而不是被肌肉利用。孕妈妈的血糖会比平时更加高一些，而血糖高自然会有更多的热量转化成脂肪。在孕期，本身体脂率较高的妈妈不需要刻意多摄入热量就是因为这个道理，因为身体会智能地调节热量储存功能，即使正常饮食，身体也会更多地储存热量，供整个孕期使用。

同时因为激素的关系，孕妈妈的身体处于一种高血糖、高脂肪囤积状态，即所谓的胰岛素抵抗模式，这种状态恰好是2型糖尿病前期的症状。所以综合激素和饮食两方面的风险，可以说孕期是妊娠糖尿病高发的时期。虽然它会随着孕期的结束、激素的回落而回归正常，但是曾经得过妊娠糖尿病的孕妈妈在产后得2型糖尿病的概率会比正常人高不少，而且过高的血糖也会引起宝宝在母体中过度发育，形成巨大儿或者天生的"小胖子"，提高孩子一生的超重风险。在孕期控血糖，其实比我们想象的要重要得多。

糖尿病与糖没有直接关系，而与体成分有关

后天的糖尿病并不是吃糖吃出来的，但是少吃糖非常有助于降低患糖尿病的风险。

之所以在这里科普2型糖尿病和妊娠糖尿病，就是因为我希望孕妈妈能重视饮食与糖尿病的关系。除基因不可控外，其他的生活方式都是我们自己能掌控的，通过合理饮食和运动，并保持良好的心情，就能把健康牢牢地掌握在自己手里。

基因的部分也是我们需要了解的。要知道，作为一个亚洲孕妈妈（黄种人），本就已经是妊娠糖尿病的高危人群了，这无论如何都是一个有力的理由，让我们打起十二分精神来防止它的发生。

如何意识到这个事实，要从我在澳大利亚的两次经历说起。

第一次经历是在读研究生第一年的营养课上，班级组织互相测同学的上臂脂肪厚度，从而粗略估算身体的脂肪含量。我们班一共60人，其中大约半数是来自亚洲的黄种人（以澳大利亚本地出生的亚裔为主，中国留学生很少），另一半则是本地的白种人。测完后，老师统计数据，并且按照不同人种做了划分。结果显示，白种人的体脂率要明显比黄种人低，而他们的BMI则比黄种人高！当时我们是大学生，年龄几乎都在21～24岁之间，其他方面并没有明显的差别，那么唯一导致这一结果的肯定就是人种问题。于是这个小范围的统计给了我一个提示：是不是黄种人本来就更容易长脂肪？尤其是黄种人的BMI更低而体脂率更高，这难道不是赤裸裸地说明黄种人的肌肉比例更低吗？

对，科学告诉我们确实如此，但是这并不完全是件坏事。

在此之后我做了很多探索，也读了很多文献，种种资料都表明，在同样的体重和身高（也就是BMI一样）的情况下，黄种人的体脂率会比白种人更高，也就是说黄种人的体重更多是被脂肪占据了，而肌肉更少一些。听上去好像只是比例差了一点，体形看上去可能没那么精干，也不容易凸显马甲线；但是事实上，体脂率的高低影响的远远不只是身材，受它影响最深的竟然是血糖！

第二次经历更加深了我对这个"基因影响力"的确信和敬畏感，那是我怀孕后在悉尼做产检的体验。我的孕期检查一直都很正常，而且体重增长非常合理，完全没有增长过度的问题。而在第20周的时候，我的医生很认真地督促我去做口服糖耐量测试，这是一种评估身体控糖能力的非常直观的测试。我信心满满地去做，第一次测试的结果是合格的，但是在之后2小时左右，我的血糖接近临界值了。对健康非常敏感的我追问医生原因，因为我的体重和血糖一直都很稳定，体重自成年后就一直维持在50～52公斤，没怎么变化过，而血糖和糖化血红蛋白在每年的体检中也是非常标准的（甚至靠近低值），可为什么这次糖耐量测试结果会如此接近上限呢？

医生说："根据我们的经验，亚洲孕妇患妊娠糖尿病的概率是较高的，虽然你的血糖在正常范围内，但是很接近上限，所以还需要继续控制饮食，保持一定的活动量，等过几周后再来做第二次测试才能确定有没有患妊娠糖尿病的风险。"

所以很多时候，你觉得自己很自律，很注意饮食，很在意身体，却忽略了那部分你没有办法改变的基因的力量。但是，并不是说你的"命运"无法改变，而是应该了解自己先天的特性和弱点，然后"顺势而为"才是智慧之举。

其实，很多疾病与人的基因是息息相关的，我们应该尊重这个与生俱来的差别。这个差别也是自然调节的一种产物——传统的亚洲人的饮食与西方人的差异很大。亚洲人自古以来就以植物性饮食为主（虽然谷物吃得不少，但是杂粮也非常丰富，而且摄入的蛋白质多来源于植物，如大豆、种子），因此总体血糖不会太高，总热量摄入也会偏低；而在工业化更早的欧美国家及澳大利亚、新西兰这些地方，人们很早就开始食用各种加工食品，这大大增加了他们的总热量摄入。

随着亚洲餐饮习惯的逐渐西化，越来越多的亚洲人开始用加工食品和精细主食代替过去的粗粮和杂粮（这也成为很多营养专家的诟病之处），结果是，糖尿病的发病率开始在中国和其他部分亚洲国家飙升，反而最先吃高热量西式快餐的西方人的糖尿病发病率却没有显著增高。比如，美国在2014年发布的成年人2型糖尿病的患病概率大约是10%，而中国一份调查显示在

2010年成年人的2型糖尿病患病概率竟然达到11.6%。

糖尿病在中国大城市高发已经成为一个非常严重的问题，其中的一个原因就是基因——亚洲人的身体更加无法适应高热量、高动物蛋白的加工食品的冲击。

这个问题的修正必然要从饮食入手。

低碳水并不是唯一出路，饮食质量才是关键

在低碳水饮食和抗糖饮食风靡的今天，很多人也会有疑问，我们的祖辈一直吃高碳水的五谷杂粮，但是他们患慢性病的概率并不比西方人高。

在邻国日本具有"长寿岛"之称的冲绳岛，岛上居民的平均寿命居日本之最（日本已经是世界上最长寿的国家了）。而冲绳岛饮食则是一种典型的以植物性食物为主的膳食，其中包括相当多的紫薯、米饭、面条等传统主食（而不是西方人推崇的藜麦和燕麦），肉类食物也是猪肉和鱼类平分秋色（不同于地中海地区的以三文鱼为主的膳食）。他们摄入的碳水化合物通常占总热量摄入的70%以上，属于典型的高碳水（注意，不是快消化碳水）饮食模式，但他们却获得了超群的健康寿命。这就提示我们，碳水化合物的比例并不是决定健康的唯一或主要因素。我们可以看看冲绳岛居民的日常主要膳食组成。

- 蔬菜类（50%）：紫菜、昆布、竹笋、白萝卜、苦瓜、圆白菜、胡萝卜、秋葵、南瓜、青木瓜。
- 谷薯类（40%）：紫薯和红薯、白米饭、糙米饭、面条、小米。

- 豆制品（5%）：豆腐、味噌、纳豆、毛豆。
- 海产品和肉类（4%）：大部分是深海鱼，还有少量猪肉和内脏。
- 其他食物（1%）：酒精饮料、茶、香料、鲣鱼汁（茶泡饭用的高汤）。

从以上膳食组成可以看出，冲绳岛居民的饮食相当"清淡且朴素"，但不单调；其中大都以当地传统作物作为食物；虽然谷薯类占比很高，但是占比更高的毫无意外是蔬菜——这就是我反复强调大家一定要吃够蔬菜的原因之一。冲绳岛饮食中海产品和肉类总量虽然少，但都属于营养密度特别高的种类（深海鱼、红肉及内脏），这种整体"克制、量少、高质"的饮食或许真的就是冲绳岛居民保持健康活力的智慧所在。这是值得我们所有人尤其是孕妈妈借鉴的"小而美"的饮食法。

目前还没有人做过严格的实验来论证冲绳岛居民长寿的原因，因此我们不能说冲绳岛饮食一定是他们长寿的主因；但是，通过对冲绳岛饮食结构的分析，我们很容易得到一个结论：高碳水和高脂肪的饮食并不是决定饮食质量的关键，只有整体饮食摄入的热量适宜、食材来源适宜、食物加工方式合理才是健康的膳食。

所以我一直倡导"因材施教"的生活化营养学，不要盲从流行的健康饮食模式，它们不一定适合自己；孕妈妈在学习营养知识的时候一定不要盲目地照搬别人的食谱，多多保留适合自己的独特饮食方式，才是快乐的保健之道。

西式饮食模式有哪些特点

"西式饮食有问题"，这句话当然是片面和错误的。西式饮食确实掀起了全球性的流行风潮，它把对口味和热量的追求发挥到了极致。其中最著名的例子要数以汉堡、薯条和充满各种酱汁的小吃为主的套餐，它们有两大硬伤：缺乏蔬菜和热量过高。这样的套餐充满了油炸的食物，自然有酥脆的口感（油炸食物水分少，所以口感脆），再淋上油脂占了一半多的酱汁，正迎合人类对热量和味觉的追求，所以也难怪它迅速占领了亚洲市场。

但西式饮食在亚洲并没有被正确"舶来"，其中一个原因就是蔬菜的烹饪方法。西式饮食中蔬菜有两种主流烹饪方法：生吃和烤。而这两种均不是亚洲人喜欢的烹饪方法，甚至亚洲绝大部分美味营养的蔬菜并不适合这两种烹饪方法。比如生吃的沙拉，国外光是生吃的绿叶菜就有七八种，再加上萝卜、红菜头、黄瓜、番茄，等等，选择非常丰富；而在亚洲，尤其国内能直接生吃的蔬菜非常少，而且中国人普遍不擅长制作沙拉酱，也不喜欢吃过多生冷的食物。再比如烤蔬菜，西式饮食中非常多的蔬菜都是用烤箱来制作的，羽衣甘蓝、南瓜、胡萝卜等还算是我们比较熟悉的，而节瓜、倭瓜、牛皮菜根等这类相对陌生的蔬菜，则根本就没有大量引入国内。

所以，亚洲人在选择西式饮食的时候，对蔬菜普遍摄入不足。不能一刀切地怪西式饮食不健康，只是它不符合亚洲的农产品结构、烹饪方式及亚洲人的口味。

我国的蔬菜品种丰富且健康，想想江南一带春天的竹笋、香椿、草头、韭菜、水芹，夏天的空心菜、苋菜、菠菜、芥蓝，秋冬长青的白菜、卷心菜、花菜、西蓝花，等等，几乎都是热量很低但是营养密度极高的蔬菜，加上博大精深的中式烹饪方法，可以说中国是营养学中理想的蔬菜之国。

我在悉尼读书、工作、生孩子，度过了快10年的时间，期间一直喜欢自己烹饪，也偶尔去餐馆吃。这里的饮食总体质量不错，但唯独蔬菜种类非常有限，能生吃的沙拉菜只有3～5种，而且口味雷同；需要烤熟（澳大利亚极少用炒的方式）的蔬菜以高淀粉或者茄科类的蔬菜为主，比如芜菁、倭瓜、茄子、土豆、红萝卜等。所以我日常的蔬菜必然是：清炒西蓝花、清炒羽衣甘蓝、清炒西芹、清炒芦笋……每周轮番上阵，再配合口味一般的生菜沙拉和番茄。这让我天天无比想念国内丰富、可口、价廉的绿叶菜，所以孕妈妈一定要珍惜身边的蔬菜，它们往往最能保证我们的健康。

这里顺带提一下，很多孕妈妈担心绿叶菜农药残留的问题。绿叶菜和一些浆果（如草莓）的确是农药的重点施加对象，因为它们生长时非常接近地面，也相对脆弱。但是，这不意味着绿叶菜农药残留就有问题。担忧的孕妈妈可以通过以下三种办法来减少农药残留的污染问题。

- 第一，选择正规超市的商品，让正规商家的进货途径和定期检验为自己把关，不要选择并不熟悉的私人菜园产品，除非你亲眼见到蔬菜的生长过程。
- 第二，经济条件允许的家庭可以选择"有机蔬菜"，这类蔬菜是不允许施用任何化学合成的农药、化肥、生长调节剂等化学物质的。
- 第三，无论购买哪种蔬菜，对其进行彻底、有技巧的清洗也是有效去除农药残留的好办法。比如，去除最外层的皮或者叶子，加入果蔬清洗剂浸泡30分钟，然后用淀粉水（粗颗粒）搓洗蔬菜表面；处理后的蔬菜可以再用焯水和煮熟的方式进一步清理；有条件的话，使用果蔬清洗机也是很好的。

因此无论是从烹饪的方法，还是从食材的选择来讲，显而易见，亚洲人的确不那么适合长期选择西式饮食。从生理学的角度来说，亚洲人身体积累和保存肌肉的效率并不如西方人那么高，所以我推荐孕妈妈要将18～23这个体质指数范围作为参考，而不是更加适合西方人的18.5～25。在澳大利亚产检期间，我的家庭医生是位亚裔男士，他在测我孕前体重的时候，对我的BMI数值为18的评价是："对亚洲人来说，这个BMI是没有问题的，你就保持当前的饮食，不需要刻意多吃。"

所以，亚洲人的体重虽然轻一些，但是同时肌肉也少一些，因此不能承受那么高热量、高糖（淀粉）的饮食，一句话，我们的基因已经决定了这一切。在同等体重的情况下，我们的肌肉会少一些、脂肪会更加多一些。如果长期选择西式饮食，最后导致的并不只是变胖这么简单，而是代谢紊乱——这是饮食与基因不匹配引起的失衡。

"孕期一定要多吃"是过去遗留下来的刻板印象。在食物不够丰盛、营养学不够发达、膳食补剂不够普及的年代，要想增强营养，基本只能靠数量来凑。而如今完全不一样了，我们追求的是高质量的膳食和高密度的营养。

所以在这里奉劝各位孕妈妈，要想有个好的身体基础，就需要尊重自己的基因规律，以清淡且植物性饮食为主，这是更加顺应自然的选择。

❤ 孕妈妈到底需要吃多少

"我到底需要吃多少？"这其实是个非常难回答的问题。

有些人会说，吃到饱就好啊！

另一些人会说，当然是吃到营养够了才对，比如按照食谱吃！

一些营养师可能会告诉你，吃到热量平衡最好。比如你一天需要热量1800千卡，那么你就吃这么多最好。至于怎么判断摄入1800千卡热量，有的会用"拳头"判断，有的会用更复杂的"食物交换份"判断……

靠感觉吃显然不可靠，否则怎么会有的人觉得一个大套餐都吃不饱，而有的人吃一个包子就饱了——毕竟胃的容量因人而异（遗憾的是，胃会被越撑越大）。也就是说，如果你曾经有过一段暴饮暴食的历史，那么你很可能会吃下比你真正需要的多的食物。因此，仅凭"饱了"的感觉来判断吃得够不够，对于"小鸟胃"且不爱吃零食的人很可能比较合适，但是对于很多胃口不稳定且经常"管不住嘴"的人来说，就是个非常错误的方法了。

那么如何判断你是不是真的饱了呢？这里我教给孕妈妈一个深度解析饱腹感的办法。

关于饱，肯定是种感觉，但它并不是不可测的玄学。这个感觉来源于两部分。一部分是物理上的饱腹感，也就是"胃对食物的感知"。比如我们一次性喝下一大杯水都能感觉到饱，但这并不是真实的饱。另一部分是大脑觉得饱，这种饱比胃感觉饱要慢许多，因为它需要分析胃的容量，需要判断吃下去的食物的成分。更加深层的饱来自血糖，很多吃下去的食物都会对血糖产生影响，虽然有的快（比如米饭和馒头），有的慢（比如肉蛋类），但是终究都导致热量提升，因而血糖升高，而血糖升高也会给大脑一个重要信息：热量充足，不需要再进食了！这时候大脑收到信号并发出反馈，告诉你是真的饱了。

简单来说，你首先要感知自己的胃，如果已经明显有了"分量感"，那就在物理层面上已经获得了饱腹感；但大脑有没有获得饱腹感，你要问自己一个问题：现在拿走食物能不能接受？如果能接受那就是获得了饱腹感。胃和大脑都获得饱腹感，就是真正的饱。而检验这个饱是不是靠谱，就要看这种饱能支撑多久，通常餐后4小时不至于饥肠辘辘，这个饱才是靠谱的，这顿饭才是合格的。餐后4小时开始感到一点点可忽略的饿是非常正常的。

所以通过这个看似复杂其实很有逻辑的生理过程，可以看出饱并不是简单的感觉，而是一个需要从胃到大脑再到血液的富有层次的判断过程。那么这一系列的过程又是如何影响我们的饭量的呢？总体来说，饱腹感取决于下面几点。

1. 进食的速度

正是因为饱腹并不是一种单纯的感觉，而是一系列"物理与化学感觉的组合"。所以，我们进食时一定要注意速度，细嚼慢咽不仅是对食物本身的品味，更是对肠胃的照料，而终极的好处就是能让我们的胃和大脑的饱腹感同时来临。否则就会在饥饿的时候狼吞虎咽，伤了胃不说，还会吃下过多的食物，因为大脑的饱腹信号一定比胃来得晚，而狼吞虎咽把大脑的饱腹感打了个措手不及，使我们只顾及胃的极限，最后的结果就是"撑得慌"。

2. 食物的种类

首先，蛋白质丰富的食物提供的饱腹感强且持续时间长。

因为富含蛋白质的食物消化的速度相对较慢，而且这种食物大多质地密实，所以在胃里停留的时间长，继而会产生更强的饱腹感。有的人在吃饭的时候，如果只有米饭、土豆丝和炒青菜，那哪怕是吃了5个拳头的分量，也可能依旧觉得不太饱，因为缺少蛋白质。

其次，膳食纤维丰富的食物提供的饱腹感强。

这就是为什么我一直强调蔬菜一定要占每顿饭的一半甚至60%的分量。蔬菜里有非常丰富的膳食纤维，无论是吃上去细细软软的苋菜，还是一吃就好像是"纤维本尊"的韭菜和芹菜，其实都是含有形式不一的膳食纤维罢了：软软的前者含有的大多是可溶性膳食纤维，而充满纤维感的后者含有的大多是不可溶性膳食纤维。无论哪种膳食纤维，孕妈妈只要先用非淀粉蔬菜（如绿叶类、瓜类蔬菜）填饱一半肚子，接下来食欲会非常好控制，也就不会有"吃饱了而热量也超标"的问题。

然后，水分充足的食物，提供的短期饱腹感很强。

这点同样与我大力推荐先吃一半分量（以上）的蔬菜有密切关系。新鲜的蔬菜里85%以上都是水分（所以蔬菜也是名副其实的高营养、低热量的饱腹食品），虽然水分带来的"饱"只是占用了胃的空间而不是真正提供了热量，但是如果每顿饭都优先吃这类水分充足和膳食纤维丰富的蔬菜，就可以让最饥饿、最不理性的那段时间的胃口被高营养、低热量的食物占据，从而为得到大脑的饱腹感提供时间，也让你可以在半饱的情况下理性摄入后面的高热量但营养素较少的食物。

再有，脂肪较多的食物会降低饱腹感，增进食欲。

这类食物中最经典的就是油炸食品，几乎所有人都难以抗拒油炸食品，哪怕你可能不爱薯条、薯片，但是会大概率地在炸鸡、葱油饼、煎堆、油炸萝卜丝饼等小吃中有所偏好。还有一些菜肴，诸如红烧茄子、炸贡丸、油豆腐、干煸四季豆等的"美好"口感，也都归功于油炸。因为油炸不仅会给食物带来丰富的油脂香味，还会因为油炸把食物中的水分脱去（水分流失，导致其提供的饱腹感也较差）而形成酥脆迷人的口感。可惜的是，这种香脆的口感正是形成饱腹感的大敌，它不会带给胃很强烈的冲击，甚至对血糖的影响都很小，但是在热量上绝对是一枚"炸弹"，尤其在瘦身塑形时期。

3. 进食顺序

吃饭前先来一碗清汤（不能是乳白色充满脂肪的汤），能暂时提供不小的饱腹感，可以防止因为一开始的饥饿而过快吃下太多食物。

4. 食物的口味

口味丰富且刺激的食物，有助于挑起食欲但降低饱腹感。非常好理解，好吃的东西自然会想多吃。其实，合理吃零食，对心情和身体都是有益的。但是问题就在于，很多加工食品设计的初衷就是让你"欲罢不能"，所以刻意地与其对抗是有意义的。不知道各位孕妈妈有没有过吃香、脆、甜，又充满油脂香味的花生酱夹心饼干停不下来的经历？加工食品与天然食物不同，天然食物，比如香甜的葡萄、西瓜、哈密瓜这类水果，由于它们本身含水分很多，即使摄入再过量，也不太可能对身体有过于严重的冲击；加工食品可就不一样了，它们普遍水分含量较少（所以提供的饱腹感弱），而且口味丰富，非常善于用油脂增加香味（否则没人买），所以它们应该是我们放在最后才考虑吃的食物，并且偶尔食之为宜。

❤ 孕期营养，质是关键

孕期不仅要注意食物的摄入量，还需要考虑质的问题。很多孕妈妈会觉得，尽量挑选贵的食材不就行了？其实不然，如果说仅仅贪图口味和享受，那么贵的自然约等于"好的"。然而身体不是一个感觉器官，它更像是一个"来料加工厂"，只有材料是正确的，才能运转正常，输出我们想要的结果——健康；若材料搭配不对，短斤少两，或者材料过多、过于单一，都会影响到最后的输出。

要想获得好的健康输出就必须输入好的材料，进行科学搭配，并控制总量（质和量两手抓）。如何看待质的问题呢？

食物有两方面的质：一方面是营养密度。这个好理解，就是我们一直提倡的"同等热量的食物，营养素越多，'质量'越高"。比如同样是一份茄子，蒸茄子就比炸茄子"质量"要高，因为一样多的营养素，但是炸茄子硬生生地多了很多热量（来自油脂），而我们每天应该摄入的热量是有限的，所以炸茄子只能吃很少，而蒸茄子就可以吃得更多而不怕热量超标。

另一方面是食材本身的新鲜度和安全性，这点就需要我们精心选择来源可靠、污染少的食物，同时注意食物的新鲜度，因为不新鲜的食物不仅意味着很多不稳定营养素的流失，同时意味着风险性微生物的滋生。污染食物本身就会对健康造成损伤。

这里我们着重说第一个方面——营养密度。要提高营密度，是需要很多技巧的。

1. 颜色越深，营养密度越高

第一个技巧就是选择颜色深的食物，无论是动物性还是植物性食物。同一品种，颜色深的食物所含有的营养素更多。比如都是肉类，孕妈妈就更适合在总热量限制下，多选择吃深色的牛肉和羊肉，而不要餐餐只吃猪肉，建议一周可以吃一次牛肉、一次羊肉，剩下的分给鱼肉和禽肉（注意，鱼肉和禽肉跟牛肉、羊肉、猪肉不是一个细分类，因此不能用颜色做比较）。对于主食，也可以用颜色进行简单判断。比如同样吃一碗米饭，黑米饭比白米饭的营养素就多一些。当然，不是说我们只能吃颜色深的食物，而是在孕期可以适当把颜色浅的食物"部分替换"成颜色深的，比如黑米和白米各一半的搭配就很好。

2. 脂肪含量低，营养密度高

第二个技巧是选择脂肪含量低的食物，脂肪含量低，热量低，营养密度会显著提高。我们再次用肉类来举例。比如孕妈妈中午要吃一个鸡腿，那么带皮的鸡腿和不带皮的鸡腿提供的饱腹感都差不多，而且核心营养素也几乎一样，区别就是带皮的鸡腿（鸡皮富含脂肪，但营养素很少）热量会高很多。如此一来，想要控制体重的孕妈妈就应该选择不带皮的鸡腿。因为这样吃能让你在这顿饭中多吃一些其他食物以增加营养素的摄入，而如果选择了带皮的鸡腿，那这顿饭你可能就不能再吃其他高热量的食物了，否则不利于体重控制。

所以对于提高营养密度来说，同等热量的去皮鸡腿+一份蔬菜要远远好于一个带皮鸡腿。

这里需要注意的是，不是所有的脂肪都是需要"做减法"的。

食物中存在两类脂肪。一类是饱和脂肪和反式脂肪这种人体并不需要，但能够提供热量的脂肪，它们只会徒增食物的热量，降低营养密度；另一类是我们的"必需脂肪"，这类脂肪大多存在于日常烹饪用的植物油，以及深海鱼类中，我们需要适量摄入这类脂肪，不能太多（热量过高），但也要保证最低摄入量。

所以对于脂肪来说，需要严格限制的仅仅只有饱和脂肪和反式脂肪两类。而对于正常烹饪中使用的植物油（比如橄榄油、菜籽油、玉米油等）、富含不饱和脂肪的坚果和种子（这些是天然的健康"脂肪库"），以及所有深海鱼类（三文鱼、沙丁鱼、鲱鱼、秋刀鱼等）都需要保证一定的摄入量。

3. 烹饪清淡，保持营养密度

第三个技巧是注意烹饪方法，也就是不要在烹饪的过程中人为地给食物增加热量。各种烹饪方法都遵循这样的规律：添加的油和糖越少，增加的热量也就越少。在日常烹饪中，糖醋、香酥油炸、干煸、香锅、拔丝都是重油、重糖的烹饪方法，会在完全不增加营养素（高温油炸甚至还会导致营养素流失）的情况下徒增较高的热量。千万别小看这种不当的烹饪方法，它可是通过点滴积累而导致体重失控的一个重要因素。

4. 选择水分少而营养密度高的天然食物

天然食物的水分普遍比加工食品高，所以我们不需要过于担心天然食物的热量与营养素不匹配。相反，在孕期由于身体对营养素需求的增幅远高于对热量需求的增幅，因此在选择天然食物的时候，尽量要选择水分少而营养密度高的种类，否则就容易有"吃饱了但是营养素摄入不够"的问题。

大家有没有发现，天然获取的能直接吃的食物基本没有含水量特别低的，而反过来，所有含水量低的食物大都是通过人工烘干、晒干、油炸等方式去除水分而形成的。比如，油炸的薯片和薯条含水量都很低，人工制作的肉干、肉松、烘焙食品、冻干食品、方便面等都是脱水制作而成的，这类食物普遍有热量高、营养密度低的特点，因此在提高营养密度的建议里，首先是排除这类加工食品。我不能简单地说要选水分多还是水分少的食物，而是建议孕妈妈优先选择天然食物，然后再选择水分相对较少的食物，这样最有利于提高营养密度。

这第四个技巧就是在同类型的天然食物中选择水分少的。这点尤其适用于很多"小鸟胃"的孕妈妈，因为她们胃口很小，一顿饭的最大限制因素，通常不是摄入的总热量，而是胃的容量。在这种情况下，我也不太推荐通过少吃多餐的方法补充营养，毕竟每餐之间的食物与正餐的食物种类是有差异的（通常加餐都以零食为主）。好好吃三顿正餐，才是首要的。

提高营养密度密切关系食物的"质"，给身体选择了高性价比的食物，身体自然会以更加有活力且优美的身材给予回馈。

第 4 章
孕期增重，每个人都不一样

想必每个人都知道孕期要增重，毕竟多了一个人呀！但是最少需要增重多少，最佳增重多少，以及如何在保持健康的基础上尽可能减少孕妈妈本身的肥肉，都不是能用一句话说清楚的。本章就从这几个问题入手，用科学的武器加上有温度的观点，来帮助孕妈妈解决这个"健康且美"的体重问题。

❤ 孕期增重多少，真的不是标准说了算

绝大部分孕妈妈在孕期一定会自然增重，但不是每个人都需要增加同样的重量，通常可以参考增重表格，如表 4.1 所示。但是需要注意的是，这个表中"白种人BMI"一列的数据是世界卫生组织基于针对白种人的科学实验得出的推荐值。于是问题来了，来自亚洲的黄种人的体成分与白种人的体成分是有很明显的差异的，在同样体重的情况下，黄种人通常会有更高比例的脂肪和更少的肌肉。换言之，亚洲女性在孕期增重的过程中，会比白种人增加更多自己的脂肪，而不是瘦体重，也不一定是胎儿的体重。

表 4.1　孕期增重推荐范围

类别	白种人 BMI	亚洲人 BMI	合理增重范围
低体重	<18.5	<18	12.5～18公斤
正常体重	18.5～24.9	18～22.9	10～16公斤
超重	25～29.9	23～28	7～11.5公斤
肥胖	>30	>28	5～9公斤

随着亚洲人群的BMI与体脂数据逐渐增多，还通用以白种人为主的BMI数据就显得不那么严谨了。比如用BMI衡量亚洲女性体重的时候，低于18.5对于白种女性就算偏轻的，而BMI处于18～18.5之间的亚洲女性却有着正常的脂肪含量和偏少的肌肉量。这就说明了亚洲女性的轻不一定真的是"吃得太少"的轻，而是因为亚洲女性的脂肪比例较高，而脂肪又有比较小的密度，所以才会有较轻的体重。因此，亚洲女性无论是BMI还是孕期增重，其实都不需要强行与白种女性比较，而是可以略微比她们低一些，这也完全是在正常范围内的。

所以我在表4.1的"亚洲人BMI"一列中，把BMI的低体重划分在了18以下，而不是白种人的18.5；超重的水平也从白种人的25下调到了更加严格的23。也就是说，BMI达到23的中国孕妈妈就要小心了，因为此时即使你的体重在"国际上"不被认为是超重，但是你的基因决定了你的BMI即使"只有"23，但是你的体脂很大概率是超标的，尤其是内脏脂肪，而这对孕期和产后恢复是极为不利的。在后面的章节中，会专门讲述为什么与其说孕妈妈控制的是体重，还不如说控制的是血糖与胎儿发育的速度。因为胎儿的增长和孕妈妈的身体囤积脂肪其实都是极其自然而本能的行为，也就是说，孕妈妈并不需要额外摄入太多热量，身体就会自动提高对食物营养的吸收率和利用率，把一部分热量储存起来，比如以脂肪的形式储存在增大的乳房里、转化成增多的血液、变成宝宝身上的一部分，等等，这些都是身体储存热量的正常形式，这些储存热量的过程是自动进行的，并不需要孕妈妈刻意进补。所以一个很重要的思路就是，对营养和热量都充沛的孕妈妈来说，需要做的就是顺应这个过程，多吃营养丰富的食物，提高饮食的质量（营养密度），而不是为了增重去多摄入热量。

对于本来就体重较轻的女性，建议在怀孕前做一个体成分检测（因为需要通微弱电流，怀孕后就不能做了），明确低体重究竟是因为脂肪占比较高，还是因为脂肪和肌肉占比都比较低。然后根据自己的体成分，来学习后面介绍的营养餐搭配，从而做到在孕期合理增重。当然有的孕妈妈会问，为什么有些女明星增重只有4～8公斤，这是正常的吗？

这个问题比较复杂，因为大部分女明星将身材价值排在首位，所以她们会在营养师的指导下尽可能压缩身体增重的部分，而保留自己的瘦体重，同时"尽可能"保证宝宝的健康成长。很难说这样健康或不健康，只能说这种情况对于她们的职业身份来说是合理的，但对普通的没有上镜需求的孕妈妈来说，这种做法不值得借鉴，尤其在没有专业营养师和医师指导的情况下，风险较高。撇开孕妈妈本身增加的脂肪不说，只宝宝、胎盘，还有孕妈妈身体增多的血液等"非脂肪"的重量就已经达到了8～9公斤，因此整个怀孕过程增重低于8公斤的孕妈妈可以说是在孕期减了个肥。

因此，对于不超重的孕妈妈来说，增重8公斤应该是个安全底线。参考表4.1就更加保险，绝对不会有"孕期胖了就瘦不下来"的问题。当然，如果能有专业营养师和医师的帮助，对自身身材要求高的女性，增重完全可以比推荐的略低一些，也能兼顾到宝宝的健康，甚至这样更有利于控制血糖，从而降低日后患糖尿病的风险。

我在这里需要提醒孕妈妈的是，对身材要求高意味着你的营养知识和判断能力也要一并跟上，否则很难安全做到。

❤ 孕期如何健康增重

对于孕期增重，虽然之前介绍过推荐范围，但是每个人的自身情况不同，增重的节奏和总量肯定不能用一个标准统一。所以首先要制订好适合自己的增重目标，然后把这个目标拆分开，合理分布在孕期的每一个月。我们用一个BMI为20左右的标准体重的孕妈妈举例，她的孕期全程增重目标是12公斤，那么就应该制订如下计划。

- 孕期前3个月（孕早期）：增重1公斤。
- 孕期中3个月（孕中期）：每个月增重2公斤。
- 孕期后3个月（孕晚期）：每个月增重1.5公斤。
- 分娩前1~2周：增重0.5公斤。

这个增重计划是根据宝宝的发育速度来制订的，在怀孕初期直到孕12周（大约3个月）的时候，宝宝连一个拳头大小都不到，重量大概只有14克。就算加上羊水和胎盘的重量，以及少量的孕妈妈乳腺组织的增重，其实都不应该超过1公斤，否则就意味着孕妈妈自身"贴了不少膘"。

而在孕中期，宝宝开始快速发育，这也是孕妈妈显怀的时候；同时孕妈妈的羊水和身上的血液快速增加，所以孕中期每个月增重2公斤都是需要非常克制的饮食才能做到的。我的很多咨询客户跟我说她们在孕中期一周增加1公斤是非常轻松的事情；我自己在孕期5个月左右的时候去旅游，期间胃口特别好，吃了很多美食，结果只花了10天的时间体重就增加了2公斤之多（有部分是水肿引起的）。因此，孕中期是尤其需要把握好饮食热量和营养平衡的阶段，否则体重真的会"一冲上天"。

在孕晚期，因为宝宝的大体外形已经发育完成，开始体内器官的精细发育，所以这段时间身体组织的累积已经过了高峰期，进入相对平缓上升的时期。在这个时期孕妈妈通过饮食摄入的热量不再多数用于宝宝的发育了，而是用于累积自身脂肪和宝宝的脂肪。所以在孕晚期，孕妈妈控制饮食对于降低宝宝发育成巨大儿的风险是非常有意义的。尤其到了宝宝已经足月的38周以后（这个时候属于随时可以分娩出一个足月儿的阶段，有的孕妈妈可能会一直拖到41～42周才宫缩），孕妈妈一定要严格控制饮食热量，因为在宝宝足月后，所有摄入的热量都会让宝宝长大得比较明显（因为宝宝已经发育成熟，多余的热量开始让他囤积脂肪了）。如果这时候孕妈妈仍然摄入较多热量或者升糖效应较高（孕妈妈血糖高），就很容易导致宝宝体形过大、体重过重，从而不利于顺产，对孕妈妈的腰椎压迫也较大。

所以，纵观上述计划，孕期似乎没有任何时候可以"放开吃"。没错，我们的身体从来都不是一个可以纵欲挑战而不需要付出代价的体系，最佳的健康是通过"不要试图去挑战身体底线"来获得的。

增重不等于要多摄入热量

有了计划之后，就要具体落实该怎么吃才能使增重保持一个健康的节奏。科学增重最核心的思想就是让宝宝在营养充足的情况下自然生长，而孕妈妈只需要做到保持正确的饮食结构，至于需不需要额外增加热量的摄入，要看每个孕妈妈的身体情况，并不是像之前约定俗成的那样，孕期就必须要多摄入热量。

很多女性在怀孕的时候，如果没有经过系统的学习，那么获取营养知识最直接的渠道是已经生育过的妈妈和婆婆，或者家里其他的女性长辈。而很多问题也会由此而来。近几十年以来，中国的经济发展天翻地覆。上一辈（60后或70后）从物质不充裕的时代跨越到如今食物供应丰盛的时代，观念不能马上转变过来，他们认为，孕期"吃得多"就意味着"营养够"。如今加工食品的数量和种类非常丰富，食物的平均热量远远高于以往，而加工食品的特点就是水分少但油脂和淀粉更多，于是同样重量的加工食品和天然食物相比，自然是加工食品的热量更高。

现在的孕妈妈吃一顿的正餐加茶歇，里面含有的加工食品，比如腊肠、奶酪蛋糕、饼干、加了糖的绿茶、手抓饼等，要远比几十年前的孕妈妈吃的多得多。因此，同样重量的食物，现在我们不能"单纯多吃"，而要正确地吃，甚至在某种程度上还要少吃加工食品。

这种不同最根本的原因就在于：多摄入营养素和热量并没有绝对的关联！

所以，孕妈妈不需要刻意选择多吃食物，但要选择多吃某些营养丰富的食物；同时，对于体重正常乃至超重的孕妈妈，还需要把高热量的食物替换成高营养密度、低热量的食物。这是每个孕妈妈都需要做的第一件事。第二件事才是根据自己孕前的体重和脂肪含量，考虑要不要额外多补充热量。虽说孕期减重是不可取的事情，但不意味着孕期一定要增加自己的脂肪储备，尤其是对于已经储备过量体脂的孕妈妈来说，这是非常危险的。

多摄入营养素和单纯多吃这两种思维最大的区别是：前者注意的是增加营养素，而热量是顺带自然摄入的（因为在食物充足的情况下，极少有宝宝因为缺乏热量而发育不良）；后者则是强调增加食量，而这样做就往往会导致食物种类选择不当，不仅不能很好地补充营养素，而且更容易摄入过多热量而变胖。

每个人都有一个"稳定体重"

明白了这两种思维的区别后，我们就可以总结出：想在孕期健康地增重，最好的办法就是依旧按照以前的习惯"正常吃三餐"。所谓"正常吃"是指能使你保持"稳定体重"的吃法。想必大家都会有个共识，我们的体重其实是倾向于保持在某一个较小的区间内的，这一区间被称为"稳定体重"范围。人在成年并且身高稳定之后，如果不"胡吃海塞"，体重通常会在一定范围内呈稳定上升的趋势，这是年龄变大后人的基础代谢下降引起的。但是上升的幅度很低，通常每年不会超过3%（尤其是30岁以下的年轻人，幅度更小）；如果超过3%，就是身体在提示我们，饮食超出了身体的需求——长胖了。

"稳定体重"范围与基因的关系非常大。看看自己的父母长期保持什么样的身材，就能大致推算出我们的"稳定体重"范围。如果父母年纪大了，并不刻意控制饮食也相当苗条的话，那我们应该庆幸自己八成属于易瘦体质，只需要注意饮食结构就足够了；如果父母至少有一方一直保持较大基数的体重，就意味着自己大概率属于易胖体质，那在孕期饮食结构正确的基础上，还要额外严格控制热量摄入，避免因为孕期身体提高的吸收率而进一步发胖。

基因的力量虽然强大，但也不是说这个体重就无法改变了。如果不控制饮食，恣意吃饱三餐后再忍不住来点零食，那么这个"稳定体重"的上升趋势会变得不可控——比如中年突然发福就是结果之一。如果饮食结构很好，同时还能做到不吃加工的高热量食物，那么即使属于易胖体质，也能保持很健康的状态，到中年只是微胖，而不至于身材明显地走形。所以我一直强调，大家在制订增重目标时，一定要尊重自己的基因，否则执行起来会很累，也很容易伤害身体。

想要知道孕期如何增重，孕妈妈要评估以下几个问题：

- 成年后，有没有试过在不刻意控制饮食的情况下，保持一个体重（增幅在±5%以内）至少3年？
- 有没有过减重的经历，而在不控制饮食并停止刻意运动后，又反弹回某个体重？
- BMI长期都在正常范围内吗？
- 看看自己的兄弟姐妹和父母，他们在常年"非刻意"状态下的体重是什么样的？

第一个问题是判断孕妈妈的"稳定体重"在哪个范围内，这样就能知道平时正常吃饭大概能保持什么样的体重。

第二个问题是看孕妈妈的体重有多"顽固",以及是否曾经成功调控过自己的"稳定体重"。对于一些过去曾经有过成功大幅度减重经历的女性,比如从平均70公斤减到了50公斤,尤其要注意体重反弹这个问题。因为在非常多的减重案例当中,都发现大幅度减重的人多多少少都会经历一定程度的体重反弹。所以对于这部分女性来说,孕期最重要的就是要避免体重在这个特殊时期反弹。只有真正把自己的"稳定体重"保持在较满意的水平超过5年,才能认为是减重成功;否则,体重像过山车一样一下子降到特别低,过不了几个月又反弹回原先的"稳定体重"区间,这样不仅伤害身体,而且也并没有真正地改变"稳定体重"。

第三个问题很直接,如果"稳定体重"用BMI计算低于18,那么在孕期就需要多增加一部分热量,避免宝宝的发育进一步削弱本来就比较瘦弱的孕妈妈的身体;如果BMI在18～22.9的正常范围内,那么孕妈妈的最佳策略就是提高饮食的营养密度,但是没有必要刻意增加热量,尤其是来源于淀粉、糖和饱和脂肪的热量;如果孕妈妈在怀孕前BMI就已经超过了23,那么孕期就更加不需要增加热量了——身体内储备的脂肪就是宝宝最佳的热量来源,提高营养密度时也需要额外留心,避免同时增加了不必要的热量。

最后一个问题显示了你的基因所控制的"稳定体重"大致在一个什么范围内,如果家里人不刻意节食,也非运动狂人,但常年很瘦,那么你可以判断自己的"稳定体重"必然很低,这时候的饮食策略就要着重于增加营养素;相反,如果全家人都有超重的问题,那么就要接受自己能量代谢水平较低的事实,制订有针对性的高营养、低热量的饮食计划。

不超重的孕妈妈增加的应该是必需营养素

所以，孕期饮食认清自己的"稳定体重"很重要。不超重的孕妈妈可以继续保持原有的饮食习惯。

保持原有的饮食习惯就可以维持基本能量守恒。在这个基础上，不超重的孕妈妈可以每天加两餐富含蛋白质、优质脂肪和微量营养素的膳食，比如一碗坚果搭配无糖酸奶，又或者一碗鸡胸肉和各种蔬菜制成的沙拉（注意沙拉酱不宜多放）。

这样做的好处首先是，鼓励孕妈妈不必为了多吃食物而把平时刚刚好的饱腹感变成"吃到撑"；其次是，避免多余的食物对血糖产生不利的影响，加餐时以摄入宝宝发育最需要的营养素为主，无须刻意增加快消化碳水化合物。这类碳水化合物来自精制谷物及制品（米饭、米线、米粉、糯米、馒头、面条）、薯芋类（土豆、红薯、芋头），以及众多以小麦粉为主的加工食品（饼干、膨化食品、手抓饼、蛋糕等），因为它们除了让孕妈妈的血糖更高、更容易长脂肪和让宝宝储存更多脂肪（甚至有巨大儿的风险），便没有其他益处。需要叮嘱一句的是，作为主食，土豆、红薯、紫薯、芋头等并不算很差的选择，只是建议孕妈妈不要把它们当作蔬菜过量地吃（比如，炒菜有清炒土豆丝，就应该相应地减少谷物的摄入，因为谷物和薯芋类食物的营养结构非常接近，可以相互替换）。

这个典型的例子也说明了：只有错误的搭配和过度的食量，没有太差劲的食物。

请一定要相信，只要正常吃饭，不刻意节食，孕妈妈和宝宝是不会有缺乏热量的风险的。当然这是对于消化能力正常的孕妈妈而言，如果孕妈妈本身有肠易激综合征或肠漏综合征这类营养和能量吸收有障碍的消化道问题，那就一定要向专业人士咨询需要添加哪些食物或者营养补剂。

超重的孕妈妈在摄入营养素的同时要减少热量

是的，你没有看错，孕前就已经超重的孕妈妈是可以减少热量摄入的，但要注意，减少热量不等于减重，孕期不可以减重，不可以减重不等于不能调节体成分！

这里说的超重是指体脂率高，而不仅仅是BMI高。有些女性因为肌肉训练较多而BMI较高，所以我再严谨地划分一下：如果孕妈妈在孕前的BMI超过23，同时体脂率超过25%，就可以认定其超重是因为脂肪超标。这样的孕妈妈在孕期调节饮食可以达到双重目的：在保证所有营养素充足的同时，减少空热量的摄入，以降低孕期因为吸收率增高而进一步增重的风险。

千万不要觉得孕期减少热量摄入就等于减重，要知道，如果孕妈妈本身就有超过标准值的脂肪含量，意味着其代谢已经处于"危险而脆弱"的边缘——无论是患妊娠糖尿病、妊娠高血压，还是生产巨大儿，她都属于高风险人群。如果孕妈妈此时还坚持过去的饮食习惯，等于是把自己继续放在一个危险的状态中。因此孕期减少热量摄入是非常有意义且有必要的，不仅是为了孕妈妈自己的健康，也是为了不让宝宝在出生前就被过剩的热量包围，一出生就面临超重的局面。

怎么吃才能既增加孕期所需要的营养素，又减少热量摄入呢？非常简单，我总结了下面两条主要原则。

- 在现有的饮食基础上，尽可能地减少所有的空热量食物。这里的空热量食物指含有大量游离糖（添加的各种糖和蜂蜜类的糖浆）和饱和脂肪的食物。这些游离糖和长链饱和脂肪除了能给人体带来热量，没有任何其他的微量营养素。在现代膳食热量普遍过剩的大环境下，空热量就是我们首先要限制的膳食因素。比如蜂蜜，虽然它含有极少量的维生素和矿物质，但是相比除此之外的99%的糖，基本可以忽略不计。超重的孕妈妈已经热量过剩，就没有必要去摄入这些来自糖的热量了。而且已经有很多科学研究指出，空热量食物的摄入量是与总膳食热量成正比的，意思就是，多吃一些空热量食物，就意味着总体饮食热量的增加，那自然会越吃越胖。

- 减少来自淀粉的热量。淀粉类食物并不属于空热量食物，但是淀粉的结构与葡萄糖很接近，因此身体消化吸收它的速度非常快，对血糖影响也非常大。而且，它与游离糖类似，除了供能，也没有别的重要作用，所以对待淀粉的态度应当是：控制摄入淀粉含量高的食物。

淀粉含量高的食物大多都属于谷物类、薯芋类。对于超重的孕妈妈来说，要在增加营养素摄入的同时减掉一些热量，必然就是不再吃这部分营养素最少但热量不低的食物。尽可能把每天的谷物类和薯芋类食物控制在膳食宝塔推荐量的下限，即谷物类75克、薯芋类75克；同时注意粗细粮的搭配，这会对提升饱腹感有很大帮助。

另外，各种勾芡的菜肴和汤羹中的淀粉也不能忽略。这种菜肴和汤羹虽然口感较好，但是热量比普通炒菜和清汤高不少，所以不推荐孕妈妈长期食用。

❤ 哪些重量是宝宝的，哪些重量又源自妈妈的肥肉

其实，孕妈妈在孕期的增重，主要是来自宝宝本身的重量以及母体中血液和身体组织的增加。孕期增重是身体会自动完成的工作，甚至在热量并不太充裕的时候，宝宝的发育会通过消耗母体本身储存的脂肪来完成。这就是为什么有的明星号称在孕期只增重4公斤，却能生下一个3公斤重的健康宝宝（别忘了胎盘、羊水、子宫本身就重达2.5公斤）。可见在这个过程中，孕妈妈本身不仅没有增重，而且还通过怀孕顺便减重了——把自身的脂肪成功供给宝宝用于生长。这样的做法虽然听上去匪夷所思，但实际上，如果孕妈妈本身的身体素质过硬（比如有足够的肌肉量，又没有任何代谢问题），那在孕期保持营养充沛的同时把体脂下调是完全有可能的。

当然，我不建议大家效仿，大家也没有冒险这么做的必要。因为在没有专业营养师和医师全程指导的情况下这样做，不仅容易营养不良，而且还很难控制饮食，搞不好就成了节食（节食对孕期健康的伤害是非常大的）。我自己的孕期可谓是一种折中，我在孕前体重是51公斤（身高168厘米），整个孕期增重8公斤，儿子出生时3公斤重，产后两周我的体重回到52公斤左右。基本上，整个孕期我增加的体重是宝宝的重量加上我自身身体组织正常的增长——孕期的刚需性增长，我没有因怀孕"背上"多余的肥肉。跟很多孕妈妈想象的不一样，我并没有刻意节食和运动（当然，保持每天步行和工作给我带来很多活力），而是延续了我在孕前一贯维持的"饭吃七分饱"的饮食习惯；偶尔的聚餐和自助餐会让我多吃不少，但是我会在随后的几餐中通过调整饮食来做到"动态平衡"；针对孕期特需的营养素，我会精心选择营养密度高的食物来补充，而不是通过加大食量胡乱补充。

现在就仔细分析一下，究竟孕妈妈身上有哪些增重是必不可少的"硬增长"。明白这个，会更好地帮助孕妈妈了解孕期增重的分布情况，从而能理性对待孕期饮食。孕妈妈孕期增重的构成如图4.1所示。

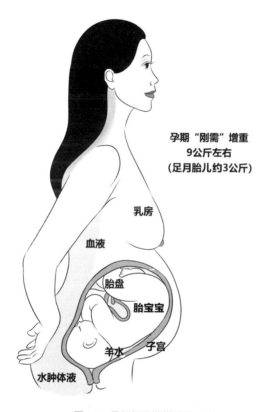

图4.1　孕妈妈孕期增重的构成

可以看出，孕妈妈增重分为三个部分。

- 母体的组织（3.5公斤）：血液2公斤、乳房1.5公斤，及水肿体液（因每个人水肿程度不同，所以不计入"刚需"增重的范围内）。

第4章 · 孕期增重，每个人都不一样

- 胎盘组织（2.5公斤）：胎盘0.5公斤、子宫1公斤、羊水1公斤。
- 胎宝宝本身：3～4公斤。

所以，对于一个本身体重正常的孕妈妈来说，孕期"刚需"增重至少9公斤。如果孕妈妈本身过于瘦弱（比如BMI长期低于18），而且也不介意增重一些的话，可以在合理饮食的基础上多吃一点，但是此处的"多吃"不等于"养肥"，而是要科学合理地综合上调热量和营养。这样不仅有助于提高孕妈妈的体力以备产后哺乳和育儿的消耗，而且抵抗力也会增强一些，同时不会给身体代谢带来过重的负担。

而对于孕前就已经超重甚至肥胖的孕妈妈，完全可以在孕期用自己的脂肪给宝宝的生长供能，这也解释了为什么在表4.1中列出，对于肥胖孕妈妈来说增重5公斤其实是合理的。这部分孕妈妈需要依靠减重来避免宝宝变成巨大儿，以及降低患妊娠糖尿病和妊娠高血压的风险，她们应该进行孕期体重控制（但这种控制绝不是依靠节食来完成的）。

第 5 章
孕期的食养——最划算的健康投资

孕期要增加营养，是所有人都知道的常识。为什么要增加？除了大家都知道的需要额外支持宝宝的发育，还有一个极其重要的原因，就是为宝宝日后的健康和智能发育夯实基础。这是已经被医学和营养学长期研究印证了的。早在2006年，世界卫生组织便提出了"从怀孕第一天到孩子出生后2岁的重要1000天"营养保障的重要性。因为很多研究表明：这段时间内宝宝的营养状况，对其日后体质强健与否、罹患慢性病的风险以及智力发育程度都有非常强的预测作用。它意味着，这1000天内一点点的差异发展到将来，都可能成为很难逾越的鸿沟。这是典型生命初期的"蝴蝶效应"。

在日常生活中经常能看到这样的差异：有些人成年后非常自律克制，从不喝凉水，不吃冰激凌，也不敢多吃西瓜，不吃辣，不吃油腻食物，但是身体底子依然很差，动不动就肠胃不适，营养状况也不佳；而另一些人似乎很"任性"，想吃什么就吃什么，但身体依然非常皮实。究其原因主要有两个：基因不同和生命初期营养不同。这两个原因也与人生命中后期患各种慢性病，甚至癌症的风险有极大关系。当然，我用这个例子并不是说，只要有好的基因和好的生命初期营养基础，成年后就可以"恣意妄为"，而是要说明，早期的一点点努力是远胜于成年后日复一日地自律的。真可谓"拥有营养丰富的童年的人一辈子都在被'治愈'，而有着营养失衡童年的人，一生都在弥补儿时的营养不良。"可以说，孕妈妈在孕期投入精力、金钱、时间学习营养知识和改善营养，是这辈子对自己和孩子最值得的一笔投资。

而这部分也是我们要重点讲解的地方，因为基本没有哪种膳食可以满足所有人的营养需求或适合所有人的生活习惯。而且，要搭建出适合自己身体和口味的饮食框架，也不是直接照着一个餐谱吃就能做到的简单工作。我们需要从热量、饮食结构、食物种类，以及营养补剂这几个部分入手，再根据每个人口味和基因的差异来细化这几个部分，这是个不折不扣的"大工程"。

本章的知识比较系统化，需要孕妈妈花一定精力来学习，学过之后，一定能有所收获，而且这些收获对自己和家人是终身受用的。

❤ 孕期该额外摄入的热量从哪里来

既然说孕期需要增加热量和营养素，那么"多吃"就成了名副其实的"技术活"。在传统意义上，多吃似乎等于多加个鸡腿、多喝碗炖汤、多吃碗饭等这样的简单做法。甚至孕妈妈应该多吃，顺理成章地成了加几顿零食的好理由。所以很多时候，盲目多吃，或者仅仅根据自己的口味选择性多吃，就演变成一种饮食的失衡，不仅不能给孕期提供有效而充足的营养素，还徒增了孕妈妈身上的肥肉，甚至会增加亚洲女性非常易感的妊娠糖尿病的发生概率。不知道怎么多吃的孕妈妈一定要跟着这本书学习，彻底变成一个能吃、会吃的健康轻盈的辣妈。

所谓多吃，其实就是综合地多摄入热量和营养素，最好的做法是提高当下食材的营养密度，但保持热量小幅度增加。比如，孕期对蛋白质的需求量增加是非常好理解的，毕竟宝宝要长肉。但是为了这部分蛋白质，很多孕妈妈会觉得，平时我只吃一个鸡腿，那现在有了宝宝，吃两个鸡腿不就行了！这种就是典型的"加量不加质"的思维。如此机械地理解和判断，就好像一旦我们缺铁，就觉得要多喝几杯红糖大枣水补铁一样，这种固化思维很容易造成营养素不一定补得有效率，但是增肥效果却能立竿见影。所以我们必须引入一种新的、革命性的营养思维——提升营养密度。

热量与营养素是食物的天然属性，两者缺一不可，并且需要动态平衡。这里的"动态平衡"就是指，摄入多少热量，就需要相应增加多少维生素、矿物质和抗氧化物这类"看不见"的营养素去平衡。而所谓的"垃圾食品"的核心特点就是，它们的营养素和热量是不匹配的，即处于失衡状态。偶尔吃吃这类营养素与热量不平衡的食品，比如饼干、薯片、炸丸子等问题不大，因为身体可以通过摄入其他食物的营养素和自身的缓冲能力调节回来，而且我们的肝脏也能负荷一定量的添加剂，所以并不会对身体造成不可逆的损伤。但如果长期吃就不一样了，经常用这类食物果腹的后果就是身体彻底陷入不平衡的状态，肥胖和疾病纷至沓来。

之所以强调热量和营养素的平衡，是因为人体要利用食物中的碳水化合物、蛋白质和脂肪这几种供能营养素来产生热量。意思就是，它们会在体内转化成供身体活动所需的热量，相当于汽油之于汽车。在这个过程中，热量并不是凭空产生的，它是在我们的细胞里被一步一步缓慢"燃烧"释放出来的。打个比方，这个体内的燃烧反应都是在一个叫线粒体的"锅炉"里发生的，那么三大供能营养素就是"燃料"，维生素、矿物质可以说就是往"锅炉"里放"燃料"的"工人"，抗氧化物则是锅炉的"守护者"，防止各种过度燃烧和燃料溢出等意外事件发生。食物中的各种营养素在"锅炉"里各司其职，让身体得到热量的同时，还能修复因为"燃烧"带来的耗损。而终究，"锅炉"工作的损耗比修复要快，这也是人会衰老和生病的原因。反过来想一想，只要我们配合身体，让饮食中的各种成分的质、量等尽可能恰到好处，是不是会最大限度地减缓衰老？答案是肯定的。

有了这个比方，孕妈妈就应该能大致明白为什么所谓的多吃并不仅仅是摄入更多的热量。就好比如果想要"锅炉"的效能增加，仅仅一味地增加"燃料"是不可取的。因为，多出来的"燃料"并没有同时配备更多的"工人"去搬运，同时也无法保障"锅炉"里能容下这么多的"燃料"。而且，超载的"锅炉"还非常容易出现各种异常和事故。比如，常见的2型糖尿病就是细胞无法处理更多的糖造成的病变；高血脂就是肝脏代谢脂肪出了故障，所以大量游离脂肪酸和胆固醇被释放到了血液里……几乎所有的慢性病都与细胞的营养素代谢有密切的关系，这就更加印证了这个理论：人与食物之间是动态的平衡关系，多吃任何单一的营养素和过量摄入热量，都是不利于身体健康的行为。

对于孕妈妈来说，既然在孕期需要多摄入一部分热量，自然其他的营养素也必须一同跟上。因此最好的策略就是：先规范饮食的结构，再有选择地增加食物总量，这样就不容易出错了。

♥ 一个合理的饮食结构是什么样子的

遵循一个合理的饮食结构，是每个人健康饮食最重要也是最基础的要求。很多孕妈妈会对饮食结构有很大的疑惑，不懂什么是"饮食结构"。所谓"饮食结构"就是膳食中食物大类的构成。参考《中国居民膳食指南2016》（后面简称《膳食指南》）的膳食宝塔就知道，食物大类是如何划分的：谷薯类、（非淀粉）蔬菜类和水果类、鱼禽蛋肉类、乳品和大豆/坚果类、油和盐。这五大类食物构成了每个人的一日三餐，包括零食。如何分配这五大类食物在膳食中的比例，就是对饮食结构的安排。《膳食指南》中有专门为孕妈妈设计的膳食宝塔，如图5.1所示。

中国孕期妇女平衡膳食宝塔

	孕中期	孕晚期
盐	<6克	<6克
油	25~30克	25~30克
乳品类	300~500克	300~500克
大豆/坚果类	20克/10克	20克/10克
鱼禽蛋肉类	150~200克	200~250克
瘦畜禽肉类	50~75克	75~100克
		每周1~2次动物血或肝脏
水产类	50~75克	75~100克
蛋类	50克	50克
（非淀粉）蔬菜类	300~500克	300~500克
		每周至少一次海藻类蔬菜
水果类	200~400克	200~400克
谷薯类	275~325克	300~350克
全谷物和杂豆类	75~100克	75~100克
薯芋类	75~100克	75~100克
水	1700~1900毫升	1700~1900毫升

在身体允许情况下保持温和运动

图5.1 中国孕期妇女平衡膳食宝塔

对热量有不同需求的孕妈妈，具体每类食物的摄入量可以参考表5.1。在使用这个表格时请注意，其中的数据仅仅提供一个粗放的参考，并不代表这么吃就能获得最适合的热量和营养素。它的主要作用是带你规划好饮食的大结构，要做精细的调控，还需要我们更深入地学习营养知识。

表5.1 对不同热量需求的孕妈妈的食物摄入量建议（克/天）

不同热量需求（千卡） 食物种类	1600	1800	2000	2200	2400	2600	2800
油	20	25	25	25	30	30	30
盐	6	6	6	6	6	6	6
乳品类	300	300	300	300	300	300	300
大豆/坚果类	30	30	40	40	40	50	50
瘦畜禽肉类	50	50	50	75	75	75	75
蛋类	25	25	25	50	50	50	50
水产类	50	50	75	75	75	100	100
（非淀粉）蔬菜类	300	300	350	400	450	500	500
水果类	200	200	300	300	400	400	500
谷薯类	225	250	300	300	350	400	450

油和盐应当严格限制

我们从上到下、从少到多来逐一分析膳食宝塔的内容。宝塔的最上层由油和盐两种属于调味品的食物构成，对它们的摄入量的规定其实更多是用来提醒大家要对这两种调味品限量。对于中国人来说，油的最大来源一般是烹饪油。其中大多数烹饪油都是植物油，少数家庭喜欢使用动物油烹饪，或者在烘焙的时候使用黄油（来自牛奶）。无论来源是什么，油都含有每克9千卡的高热量。所以在烹饪的时候，放油"太阔气"绝对不是什么好习惯，它是快速增重的"元凶"之一。这里尤其需要指出的是，植物油在能量上并不比动物油低，它仅仅是含有较低的饱和脂肪和更多的不饱和脂肪，其中部分不饱和脂肪的确是人体所必需的成分，但这需求量非常容易被满足，因此把控烹饪油的总量永远是最重要的。《膳食指南》推荐的油的摄入量是每天25～30克，这大概相当于我们平时使用的金属勺2～3勺的量。

如果说油需要"悠着点食用"，那么对于盐来说，就要更加谨慎了。中国部分地区菜肴之美味全球闻名，但伴随着美味而来的也有"重口味"的问题，"重口味"通常意味着要么咸，要么鲜。而这两种口味其实都与钠离子关系非常大（食盐、味精、鸡精、酱油、蚝油都含有大量的钠）。钠离子虽然是一种人体必需的电解质，但在现代饮食模式下，它在天然食物中存在的量并不低，在各种加工食品中的含量更大大超标（比如面包就含有2%左右的盐）。所以，在日常饮食中，是不可能出现钠离子摄入不足的情况的。相反，吃下去过多的盐与全球高血压发病率激增有密切的关系，所以控制盐的摄入量实际上是全球公共卫生的一个重要健康问题。

钠离子摄入过多，且同时没有足够钾离子的平衡，就很容易增加患高血压的风险。而对于孕妈妈来说尤其需要注意，因为妊娠高血压是个非常危险的病症，所以在孕妈妈的膳食中，不仅需要把盐的摄入量严格控制在6克以内（大约是一个啤酒盖的量），而且在这个基础上再降低一些最好。因为孕期水肿也是困扰很多孕妈妈的健康问题，而减少盐的摄入会对减轻水肿有一定帮助。

乳品与大豆 / 坚果是效率高的好营养品

乳品与大豆/坚果，是动物来源和植物来源蛋白质最优秀的食物，也是使中国人特别容易陷入误区的食物。乳品很好理解，包括牛奶、羊奶等动物类的乳汁，也包括发酵型的乳制品，比如酸奶、奶酪等。这里要提醒大家，膳食宝塔里的所有食物，其实都是正餐中的"必需食物"，不包括零食。添加糖的乳酸菌类调味乳、奶糖、奶片、奶酪味的冰激凌等零食都不能算作乳品。孕妈妈千万不要被各种打着"乳品"旗号的零食迷惑。记住，只有纯牛奶、无糖调味乳、原味发酵乳、原味奶酪才属于这一类，才可以纳入每天的正餐饮食计划中，而其余的都是需要限量的非必需零食。

那么乳品该吃多少呢？《膳食指南》推荐的量是每天300～500克。所以，孕妈妈如果每天早上喝一杯250毫升的牛奶，晚上再吃50克左右的原味酸奶就算合格了；又或者早上面包里夹50克的奶酪，下午茶再配一杯250毫升的牛奶也是可以的。中间200克的波动是给能量需求更高的孕妈妈用作营养补充的部分，比如中午的时候，可以在正餐之余补充一杯牛奶。

乳品虽不是必需品，但是它也不能完全被豆浆和豆奶代替，具体情况需要看每个人的饮食安排，因为它们的营养成分差别还是不小的。之所以说乳品不是必需品，是因为其虽然具有富含优质蛋白、有好吸收的钙、优秀的钙磷比、维生素种类较全、乳脂含量适中、性价比较高等特点，但是如果你的饮食搭配很合理，而且长期可以保证质量，比如鱼禽蛋肉类品种多样化、分量足够，且烹饪方法适当，就不会因为不喝奶而造成营养素缺失，那么对你来说乳品的确不是必需品，不选择乳品还能减少其中的乳糖和乳脂带来的热量，不失为一件好事。

然而这就变相地提高了我们的饮食门槛。因为相比合理搭配优质且多样化的食材，每天喝杯奶实在是件轻松也不费功夫的事。《膳食指南》推荐每天300克的乳品，实际上是给大家指了条简单易行的"大路"。

说到豆浆，它是中国传统食品中非常优秀的一种植物蛋白饮料。很多民间的传言说植物蛋白不好吸收，这是非常片面的谣言。植物蛋白中的大豆蛋白其实是当之无愧的优质蛋白。而作为这种优质蛋白食物的代表之一豆浆，是早餐的完美选择（尽可能不加糖）之一，用它偶尔替换牛奶也是很适合的做法。但豆浆的一个硬伤就是，它含钙量比较少，因此缺乏了像牛奶那样重要的补钙作用。长期把豆浆当蛋白质来源的孕妈妈，需要在补钙方面多下些功夫。

要注意的是，膳食宝塔里的大豆（黄豆）是蛋白质含量高的食物，而像红豆、绿豆、黑豆、眉豆等淀粉型豆类，可以算在主食类蔬菜中。"豆家族"在中国是非常庞大的，它可以替代肉类，为孕妈妈提供优质而美味的蛋白质，而且不会有因吃太多肉类而摄入过多胆固醇和饱和脂肪的问题。所以在孕妈妈的膳食中，我建议有一半的蛋白质来源于植物（不仅限于豆类）。

鱼禽蛋肉类给你蛋白质和独特的营养
这类食物争议比较大，但是不可否认的是，它们有着非常独特的营养价值，是素食主义者需要额外花很大力气或者直接通过服用膳食补剂的方式来弥补的。因此，我推荐没有宗教或者个人信仰的孕妈妈，在备孕期、孕期和哺乳期都采用"杂食法"，而不要使用任何"偏食法"。

鱼禽蛋肉类，总体来说是一类富含优质蛋白的动物性食物。除了具有好吸收的蛋白质这个显著的优势，它们还含有各具特色的营养素，这是其他食物很难具备的。

- 鱼类：即水产类。推荐孕妈妈每周吃3次这类食物，一次100克左右（可以替代白肉）。这类食物的特点是脂肪含量普遍偏低，即使是脂肪含量高的深海鱼，也是富含欧米伽3这种多不饱和脂肪酸，说白了，就是含有宝宝大脑和视网膜发育所需的"骨架"——DHA。这也是DHA被誉为"脑黄金"的原因。
在选择鱼类食物时，一定要留心烹饪方法，严格禁止生吃，以避免寄生虫和李斯特菌感染；同时尽量选择小型的、低汞污染风险的鱼类，并且交替食用不同鱼类，以避免同一种污染物在人体内长期累积。
- 禽类：指禽类的肉（白肉），甚至包括火鸡肉这种肉色很深的肉。它们含铁量会稍低一些，但是同时肉质里的胆固醇和饱和脂肪也较低。如果去了皮，脂肪含量还会大幅度降低，非常适合配合红肉一起食用，作为动物来源蛋白质的补充。
- 蛋类：对于健康的孕妈妈来说，每天一个蛋是很理想的量，想吃两个也没问题（可以适当减少其他肉类，约50克）；对于血脂代谢异常的孕妈妈，可以考虑去除含饱和脂肪较多的蛋黄，多吃一个蛋白。
- 肉类：指畜类（猪、牛、羊）的肉（红肉）和它们的内脏。虽然它们的胆固醇含量较高，但是没有血脂代谢问题的孕妈妈适量摄取完全没问题，而且它们含有很丰富的血红素铁，这是人体最好吸收的膳食铁形式，有着蔬菜中的铁无法媲美的高吸收率。此外，锌、维生素B_{12}、胆碱、肌醇也是红肉中含有的丰富营养素，偶尔把一半的红肉用内脏（最好是肝脏）代替也是很有效率的办法。不要觉得内脏都是不健康的食物，事实上很多脂肪含量较低的内脏（比如心、肝、肾）都是极好的营养素密集的食物来源，只要控制总量，吃内脏是"营养性价比"很高的做法。

蔬菜多多益善，水果2～3份最好

需要指出：蔬菜和水果并不是同一类食物，所以不能互换。从营养成分上来看，水果是一种富含简单糖、维生素较丰富、矿物质相对少的热量中等的食物。当然，也有部分含糖、含脂肪较多的水果热量也很高（比如榴莲和牛油果）。因此，吃水果并不是"多多益善"，而应该是"适可而止"。对于孕妈妈来说，每天吃2～3份水果（200～400克）就足够获得健康益处而不额外增加过多糖的负担了，这2～3份水果既是下限也是上限。在这里要说明一下，之所以推荐量从200克到400克跨度这么大，是因为不同水果含水量的差异比较大。像香蕉、苹果、西柚这类比较"密实"的水果，通常吃250克就非常充足了，也就是2份完全足够；而像西瓜、莲雾、杨桃、草莓、蓝莓、桑葚等这样比较"蓬松水润"的高水分水果，吃到350克也是可以的。孕妈妈一定要注意多样化搭配，尽量不要天天选择单一的水果吃。

蔬菜则不一样，因为从营养学的角度来讲，蔬菜的碳水化合物含量总体很低（这里不包括所有的淀粉蔬菜，如土豆、山药等），简单糖含量尤其低。简单糖是水果这类果实型食物里特有的一种成分，它被用来吸引动物食用，有助于传播种子。而蔬菜作为植物本身的部分（不包括果实和块根），是很少有囤积糖和淀粉的需求的，因此蔬菜的热量普遍较低。

除热量低之外，蔬菜还富含一种叫膳食纤维的成分（碳水化合物的一种）。膳食纤维无法在人体的小肠内像淀粉一样被消化，但会促进肠道蠕动。

它们会一直移动到大肠中，随后被定植在大肠中的细菌发酵——这样不仅有利于肠道健康和排便顺畅，同时还能提供足够的饱腹感，让人不至于过多进食。这是蔬菜的一个非常大的健康益处。除此之外，蔬菜还富含各类矿物质（如钙、镁、铁）、维生素及抗氧化物。所以，蔬菜一定是孕妈妈要放在第一位选择的食物。

推荐每天摄入蔬菜300～500克生重，目测来说，就是2碗半到3碗半（口径13厘米的碗）的煮熟的菜量。而对于体积比较大的能生吃的绿叶菜，则需要翻倍，也就是5碗到7碗的菜量。

留心谷薯类食物——粗细均衡，饱了不必强吃

谷薯类，位于膳食宝塔的底层，这类食物的争议最大。它可以理解为以淀粉为主的食物，也就是传说中的主食。这类食物脂肪含量低、蛋白质水平中等、淀粉含量高、容易消化，且能够提供大量热量。正因为它特殊的营养结构，谷薯类食物的摄入量也是因个体差异而变化最大的。因为《膳食指南》考虑的是大部分人平均的食物摄入情况，所以对于体重较轻、运动量小且又对糖尿病易感的人群来说，这类食物需要非常谨慎地选择和摄入。

长期以来，我国一直非常重视主食，比如我们会对食物有泾渭分明的规划：蔬菜和肉统称为菜肴，而米饭和面制品统称为主食。老一辈的人往往都会持有一个观念：不吃主食就不算吃一顿饭。而在亚洲之外的很多国家，主食的概念就模糊很多。比如，在欧美国家常见这样的饮食搭配：炸鱼和薯条、鹰嘴豆沙拉、牛排配蔬菜和豌豆，等等。虽然其中也有类似于主食这样淀粉含量较高的食物：薯条、鹰嘴豆、豌豆等，但界限远远没有我国"每餐吃一碗饭或者一个馒头"这样明晰。事实上，主食的重要性在当下的经济和饮食大环境中确实是被过度强调了。在过去工业化不发达、经济欠佳导致物质和食物匮乏的年代，以谷薯类为代表的主食当然是"香饽饽"，因为它既便宜又能最快提供热量，还具有较强的饱腹感，当仁不让地是所有经济不宽裕的人的首选。

但是现在的情况早就已经改变很多了，制约我们饮食的已经不再是"吃不饱吃不够"，而是"吃得要健康"，"吃饱"甚至成了饮食过度的原因之一（毕竟，如今的食物热量密度上升了）。所以，我们适当降低对主食的依赖、弱化"缺了主食就不是一顿饭"的思维，是顺应时代要求的，是适应新食物环境的，而不是对传统饮食有偏见而刻意抛弃。

因此，对于主食最正确的态度应该是：我们在吃了充足的蔬菜和蛋白质丰富的食物后，如果还不饱（这里的"饱"对于普通成年人是指七分饱，而对于孕妈妈和哺乳期妈妈是指八分饱），就需要用淀粉充足的谷薯类食物来充饥，同时补充热量。如果在一顿饭中，吃蔬菜已经吃了半饱，再加上鱼禽蛋肉类又吃了两成饱，那可真就没有必要非得吃下那碗饭达到十分饱了。

大家可以试一试，如果蔬菜和蛋白质类食物都吃足量了，而且搭配合理（比如蛋白质类食物"荤素相宜"），那大部分做轻体力活动的女性就可以达到将近七分饱了，此时再配合水果，即可轻松饱腹，同时摄入足够的碳水化合物。因此，一顿搭配得当的正餐，谷薯类食物并非必需之物，尤其不需要刻意吃够精制谷物。

一个合理的正餐大致应该是这样的：蔬菜占一半，蛋白质类食物占1/4，而另外1/4是谷薯类食物。

谷薯类食物之所以被称为主食，是因为它是最经济、最主要的热量来源，但并不意味着它必须是膳食中占比最高的食物。目前坚持多吃主食和坚持少吃主食的两派，争执的关键就在于：碳水化合物与主食到底是什么关系。

首先我们给出答案：主食含有大量的碳水化合物是真的，但是饮食中的大部分碳水化合物并不需要来自主食！更合理的安排是一半来自主食，另一半来自蔬菜，这才适合现代人热量过剩的生活方式。

主食包括三类食物：精制谷物类、全谷物和杂豆类（除大豆之外的豆类）、薯芋类。杂豆类，是以淀粉为主要成分的，因为同时富含膳食纤维和各种营养素（与蔬菜相似），所以有时也被归于蔬菜类。

精制谷物类主食是社会工业化后我们最常见的主食，主要特点就是：软、白、细，因此也是最好吃的主食。偶尔吃这类食物，比如面包、白米饭、米线、面条、烧饼等并没有问题，它们不仅调和了一顿饭的口味，而且让人拥有愉悦的饱腹感。但是，很多人并不能真正把控好摄取这类食物的度，尤其在外就餐时，经常会点一盘几乎没有蔬菜的炒饭，或者一碗基本90%都是面条的盖浇面。长期过量摄入这类食物带来了巨大的健康问题。

要想有正确的饮食结构，主食的量一定要好好把控。"不吃主食不健康"这个命题，其实是因为忽略了主食之外的饮食结构，而一旦其他类的食物搭配适宜，主食对于能量需求较低的孕妈妈来说，确实不是餐餐必备之物。

日常饮食中很多错误行为，都是基于对食物的片面理解而不顾整体饮食结构造成的。比如，有的人觉得吃不饱，所以就吃很多肉，认为摄入蛋白质多多益善，殊不知这样会给肝肾带来很大的负担，同时也会摄入过多的饱和脂肪；又比如，有的人不吃主食，却没有相应增加摄入饱腹感强的蔬菜，所以导致变相节食，最终往往感觉太过压抑而报复性进食；还有的人简单粗暴地用粗粮替换所有精制谷物，结果因为粗粮较难消化而影响了肠胃功能。

所以对于孕妈妈来说，单纯拒绝主食是不对的，但是"必须吃主食"又走到了另一个极端。最好的做法是，先把蔬菜（包括杂豆类）和蛋白质类的食物吃够、吃好了，再根据自己的需求决定要不要吃主食。如果选择吃，建议平均分配各种主食，而不是单纯选择某一类主食，这样才是兼顾了饮食结构和食物种类的合理策略。除了精制谷物类需要限制，主食的选择其实非常广泛，比如我们提倡用全谷物和杂豆类、薯芋类食物替换部分精制谷物类食物。因为精制谷物类如前文所述，是一类热量高而营养素偏少的食物，吃多了除了饱腹和长胖，是无法满足身体对营养素更高需求的；而全谷物和杂豆类、薯芋类则含有更多的膳食纤维、蛋白质和微量营养素，能提供较强饱腹感，所以不容易摄入过量，这样的替换实属提高饮食质量之举。

特别说一下，杂豆类是可以部分代替精制谷物类的好选择，它们更加接近蔬菜，其中的豌豆、扁豆、鹰嘴豆、荷兰豆、芸豆、绿豆等都是可以当"饭"吃的。比如蔬菜杂豆汤中的扁豆和鹰嘴豆，就可以替代部分谷薯类用于饱腹；再比如，如果一餐中的蔬菜包含了较多的四季豆（提供的饱腹感较强），那么少吃点白米饭是没问题的，这样既多吃了蔬菜，也少摄入了快消化碳水化合物，非常适合需要控制血糖和体脂的孕妈妈。

肝肾都正常的人，不必担心把杂豆类当主食吃会影响消化代谢功能。通常建议精制谷物类、全谷物和杂豆类、薯芋类的比例为1:1:1，这样既好吃又营养，是非常适合当代人采纳的主食结构。之所以肝肾正常的人不需要担心这样的饮食结构会影响消化，那是因为很多人是肠胃先有问题才无法耐受过多的全谷物类/薯芋类和杂豆类食物的，因此不能把因果颠倒了，错误地认为主食多样化会导致肠胃问题。

❤ 吃不饱怎么办

在孕期，饮食要比平时有所增加，但又不能盲目增加"一碗饭"，那孕妈妈究竟该怎么吃才能有益于宝宝，又不给自己添负担呢？

答案很简单——按比例加餐。意思就是，既然正常人的每顿正餐都需要遵守一定的食物比例：蔬菜占一半，蛋白质类食物占1/4，另外1/4是谷薯类食物，再加两份水果（每天），那么孕妈妈就需要在这个基础上多增加2份蔬菜、1份蛋白质类食物、1份谷薯类食物（可选）。要明白，无论多吃还是少吃，核心的饮食结构是不变的。

增加饮食会出现两种情况。一种情况是，有的孕妈妈跟我一样，不那么喜欢额外加餐，而是喜欢在原有的正餐基础上稍微多吃点。这样的话，我建议直接增加蔬菜和蛋白质类食物的量，蔬菜每天增加2份，其中1份是含有较多淀粉的蔬菜（如藕、胡萝卜、扁豆等），蛋白质类食物每天增加1份，这样就很巧妙地做到了既增强了营养又增加了饱腹感，还不会额外增加那些对血糖控制不利的因素。

另一种情况，就更加需要孕妈妈（那类喜欢额外多吃一顿的孕妈妈）做功课了。这类孕妈妈或许喜欢来顿夜宵。但这个习惯并不好，即使在非孕期，吃夜宵都会对血糖有较大的影响，因为越接近睡眠时间，身体对血糖的控制力越弱。所以这个时候，如果肚子感到很饿，想要吃顿"轻夜宵"，最好的选择当属来1份容易消化的蔬菜配半份谷薯类食物。这样的搭配总热量较低，也不至于过分升高血糖，是非常适合作为临近睡眠的加餐的。不要觉得蔬菜很难做加餐，你只有改变思维模式，才能获得新的健康成果。

对于"无零食不欢"的孕妈妈，一定注意零食种类的选择和量的控制。我推荐的零食"白名单"如下，可以选择一种来吃，每天一次。

- 非调味坚果类：手掌大小一捧。
- 蔬菜水果脆片：双手大小一捧。
- 原味瓜子：手掌大小一捧。
- 杂粮种子饼干：50克。
- 烘焙类燕麦（不加糖）：50克。
- 豆类零食：手掌大小一样。
- 豆干类零食：半个手掌大小一样。

注意：豆类零食指淀粉含量高的零食，比如鹰嘴豆、豌豆、红豆、绿豆、蚕豆等；而豆干类零食则指以大豆为主要原料的豆制品零食。

❤ 水果应该什么时候吃

在前面说的五大类食物中，水果类的争议较大。很多孕妈妈觉得水果特别健康，酸酸甜甜的，富含维生素，为什么不能代替蔬菜多吃点呢？甚至有的孕妈妈在非孕期就已经非常喜欢吃水果。说实话，水果的口味使其更像是甜点或零食，而不是正餐。水果的营养素含量多并不假，但是含量多不代表质量高，水果中营养素的一个最大硬伤就是：大多水果的营养成分都高度重复。也就是说，你吃了葡萄、西瓜、樱桃、草莓好几样水果，摄入的主要营养素都雷同，而像钙、锌、维生素B_{12}这类营养素却摄入得并不多。所以吃水果再多，也没有办法满足人体哪怕一半的营养素需求。

人们爱吃水果，与水果口味宜人有巨大关系，毕竟都是香甜口味的。但是，吃下去这么多水果，除营养素高度重复之外，还摄入了很多糖分，这是非常不利于孕期的热量和血糖平衡的。在综合了科学的研究结果之后，对于水果的摄入量，正确的理解应该是：少则不足，过犹不及。因此孕妈妈一定要记住：对于中高糖分的水果，每天2份就够了，低糖分的也不应该超过3份（这里的一份大约相当于一个拳头大小，重量约为150克左右）。

就像前面已经解释了水果和蔬菜在营养上差异其实很大一样，水果因为含糖量较高，且营养素重复度较高等原因，其营养价值比蔬菜要低一些。所以水果的正确定位应该是"最佳甜点""健康零食"，而不是蔬菜的替代品或者等价品。无论孕妈妈还是其他人群，对于水果的摄入量都应该是基本固定的，每天2份就够了。比如，你早晨吃了一个苹果，那么晚上再吃2片哈密瓜就足够了；如果实在喜欢吃水果，蔬菜又有摄入不足的风险，那么选择一份低糖分的水果（苹果、番石榴或各种莓果）也是个明智的选择。

解决了量的疑惑，接下来就说说吃水果什么时机最佳。有的孕妈妈一定会问，"老话说的，早上吃水果是金，下午是银，晚上是铜。这是真的吗？"

首先，这句老话大概率是源自经验性的观察，是一种符合中国传统医学和智慧的结论，因为水果毕竟都是冷的，而且含有的简单糖也比较多，所以在我们即将入睡的晚上，的确不适合吃凉且高糖分的食物。因为这样无论是对胃的刺激还是对血糖的刺激，都非常不利于健康和安稳入睡。我们提倡在睡前4小时内，尽量少吃高糖分的水果，比如葡萄、榴莲、香蕉、菠萝、荔枝等，避免血糖受到大幅度冲击。

如果能做到临近睡觉前不吃水果，那早上吃水果和下午吃水果并没有太大的区别。毕竟按照合理的饮食结构来说，一天适宜的水果量也就是2份，那么分配在上午还是下午都是合理的。所以与其说早上吃水果是金，倒不如说只要把握好量，做到不晚上吃，那"两份水果都是金"！

至于水果寒凉的问题，就完全可以用"不时不食"的智慧和巧妙的烹饪方法来化解。在合适的季节吃当令的水果，比如夏天吃西瓜，冬天吃苹果，就非常符合中医养生的理念，西方医学也非常支持这种顺应自然和对肠胃减少冷刺激的饮食习惯。而对于胃特别怕生冷食物的孕妈妈，可以把水果制作成不加糖的甜品，炖熟了吃，能很好地避免寒凉问题，而且营养价值并不会显著损失。

❤ 照着《膳食指南》吃是不是就能有健康好身材

按照《膳食指南》吃，健康是可以获得的，但是要拥有好身材确实未必。毕竟任何国家的膳食宝塔都是基于人口大数据的调查结果设计的，同时其目的也是让大部分人更加健康，并降低因为孕期营养不良导致的风险。既然整体的健康外加身体的紧致才是孕妈妈追求的更高目标，那么在饮食的钻研和运动的规划上孕妈妈就需要更加"较真"，而不是仅仅"没病就好"。

为什么按照《膳食指南》吃，并不能完全保证获得美美的身材呢？

因为《膳食指南》推荐的总热量通常是以安全且充足为基础的，让人苗条不是它的目的；同时，身材苗条不是仅仅靠吃就能决定的，需要涉及塑身运动。这里插一句，主流审美认为的"女明星般的苗条身材"基本全是过瘦的，这是我们需要反思的问题。审查自己的先天身材、饮食状况及目标是否合理，才能综合决定我们该怎么吃，并且能获得怎样的结果。如果一开始目标就不合理，自然也无法设计出一套健康的饮食计划。

按照《膳食指南》孕期膳食宝塔中各类食物的推荐量来计算（计算热量用的是食物交换份法），孕中期推荐的每天热量摄入最低是1920千卡，一直到孕晚期，最高推荐摄入量（也就是每组食物都按推荐量的上限来吃）超过2600千卡。这个上限，对于平均身高160厘米的女性来说，可以说是极高的热量。用我自己举例，我的身高168厘米，体重孕前是52公斤，平时的热量需求大约是1600千卡，我的孕期饮食安排如下：

- 孕早期0~3个月：因为孕吐反应，我的饮食总量比平时少一些，但基本营养素都能保证，尤其是孕期维生素，我一直坚持服用，以避免因为进食不顺利造成营养不良。这段时间我的体重从52公斤增加到54公斤。
- 孕中期4~7个月：这段时间，我把摄入的热量增加到1700千卡，其中增加的热量全都是营养密度高的蛋白质类食物，而谷薯类食物摄入的依然比较低，远低于《膳食指南》推荐的275克。因为我每天吃的蔬菜量一直保持大于500克，其中包括很多饱腹感很强的蘑菇、海带及富含淀粉的豌豆、菜豆、扁豆等。我的体重从54公斤增加到58公斤。

- 孕晚期8个月至38周（产前）：我并没有明显增加饮食，热量摄入继续保持1700～1800千卡，没有增加零食，也没有增加其他营养品。我的体重从58公斤增加到产前大约60公斤。

最后，我增长的体重大约是8公斤，宝宝出生时体重3公斤，评分9分。我在产后4周体重恢复到52公斤，在哺乳期一直保持51公斤左右。如今宝宝已经快4岁了，身体非常健康，各项发育指标标准，免疫力也很正常。

我用自己举例，是为了给孕妈妈一个示范，说明在知识充分的基础上，对《膳食指南》中部分食物的推荐量进行个人优化是很有必要的，尤其是对于渴望一直保持好身材的孕妈妈而言，不做优化很难达到理想的目标。我在孕期饮食相当控制，并没有大吃特吃，仅仅是比平时多吃一部分高蛋白食物，然而体重也长了8公斤。可见，如果我完全按照《膳食指南》吃，热量摄入提升至1840甚至2000千卡，那我的体重可能会轻松飙升15公斤以上，虽然依然处于合理而健康的增重范围内，但是对我而言并非最优解。

我20多岁怀孕，孕期正属于身体代谢比较旺盛的时期，即使长了15公斤也能很快瘦回来，但因为我一直从事营养研究工作，我非常清楚一个人从瘦到胖的过程，绝不仅仅是长肉这么简单，而是在肝脏、细胞、线粒体中发生翻天覆地的变化的过程。所以，我不想让身体有一个这样大的挑战，让它经历15公斤这么巨大却非刚需的体重变化，不仅不会增加宝宝和我自己的健康度，还会徒增很多烦恼。我通过深入学习孕期营养知识，给自己设定了增重不超过10公斤的目标，它既是合理的，也是符合我与宝宝身体需求的。我始终坚信，对妈妈好的一定也是对宝宝好的，反之亦然。

我的故事不具有普适性，也不建议对营养知识不甚熟悉的孕妈妈贸然模仿设立这个目标。但是我非常想与孕妈妈分享的是，足够了解自己的身体和心理是孕期必备的功课，否则接踵而来的身体和生活的变化很容易就把毫无准备的孕妈妈打个措手不及。

孩子在出生前与孕妈妈共用的是一套身体体系，孕妈妈如何对待自己的身体，就等于如何对待宝宝的身体。我让我的身体经历更少的"氧化风暴"，我让我的能量始终代谢平稳，我让我的血糖始终保持在合理的水平，我让我的身体肌肉充沛且充满弹性。所以很自然地，我的宝宝也会传承属于我的健康。他顺产出生后喝奶非常顺利，体重合理且稳健上升，对各种小毛病的抵抗力也非常好，这样健康的宝宝可以说是给产后疲惫的妈妈和全家的一份最大的礼物。

❤ 孕期可以吃素吗

有一部分孕妈妈因为饮食习惯、信仰、观念等原因，希望能在孕期和哺乳期坚持素食，而且她们听说欧美不少孕妇在孕期也坚持吃素。那么，接下来我跟大家分析一下，素食对孕期究竟会有什么样的影响；如果孕妈妈真的要执行吃素计划，又该怎么吃才更加健康。

说实话，素食不代表"偏颇"，它只是大大提升了健康饮食的难度（对食物选择有禁忌，就意味着部分营养素不能自由获取而需要寻找替代品）。所以如果你不是因为特殊的信仰原因，又对营养学不太熟悉，我首先就不建议你吃素。

虽然国外有一些吃蛋奶素的孕妈妈，甚至吃全素的孕妈妈顺利度过了孕期，也生出了健康的宝宝。但这是非常个别的例子，你可以这么理解：孕期不适合素食，而少数能保持营养均衡的素食孕妈妈，需要与医师和营养师保持非常密切的交流，并且自身对营养膳食也非常了解，才能顺利"过关"。

素食并不一定比荤素搭配的饮食好，但是它可能恰好迎合了某些人的饮食偏好和身体特性，比如那些本身并不喜欢吃荤食，同时也很享受素食"心理感"的人，他们将素食当作一种自得其所的生活方式，一种很自然的过程，强迫他们去选择荤素搭配反而会引起不适，这就是个体差异导致的饮食模式偏好。

而有些人本身胃口很大，因为吃素，于是天天这样吃：

- 早餐：馒头+榨菜+白粥+豆浆。
- 午餐：面条+蔬菜+南瓜粥+蘑菇。
- 晚餐：米饭+花卷+蔬菜+豆腐汤。

这种饮食搭配简直就是要把人往糖尿病和脂肪肝上"赶"！它明显缺乏饱腹感强的优质蛋白质类食物，又没有用全谷物和杂豆补回来。很多吃素又缺乏营养学常识的人会通过吃大量主食来解决饱腹感差的问题，比如一顿吃3个大馒头，而这样的吃素完全是在伤害自己的身体。

因此素食是一个门槛比荤素搭配更加高的饮食模式，它本身对食物种类的限制，就必然会要求素食者用其他食物去替代和优化，才能满足身体对各营养素的需求，因此只有少数人可以实现素食优于荤素搭配的饮食。

综上所述，要判断自己是否适合素食，一定要思考以下几个问题：

- 我的目的是什么？（如果是因为信仰，那就要向营养师求助素食的搭配建议。）
- 荤素搭配的饮食中有哪些食物是"不可控"的？（不可控的食物更加不能一刀切。）
- 我能忍受素食当中的"禁忌/限制"吗？（如果能甘之如饴，才是合适的。）
- 我知道如何选择孕期膳食补剂来弥补素食的一些不足吗？

一旦知道适合自己的饮食模式，也清楚了它的短板和长处之后，就会有胸有成竹的感觉，既不会纠结要不要吃掉那块美味的奶酪蛋糕（因为可以平衡回来），也不会担心吃到七成饱不够营养（营养不是靠量多而是靠密度取胜的）。只有这种真正从心底里"捋顺"了的饮食观，才能给孕妈妈优质而安全的孕期和哺乳期，乃至日后一辈子的健康基础。

❤ 孕期那些关于食补和药补的误区有哪些

医学之父希波克拉底很早就说过一句真理：治疗疾病要把食物作为药，药就是你的食物。这句话在医学发展的初级阶段没有人质疑，但随着科技和科研带动的西方医学日益发达，在很多人的眼里，比起作用强劲的抗生素等西药，食物显然不是什么灵丹妙药。所以，越来越多的人觉得食物只不过是填饱肚子的东西，即使在孕期，很多孕妈妈也会觉得吃饭就只是提供营养而已。

这个观点显然是片面的。科技的进步带来的是人体更高的"容错率"，也就是一旦我们的饮食/生活习惯出了问题，科技能救我们，让我们犯的错不至于直接威胁生命，而可以"重新再来"。但如果我们长期生活在这种"有药可救"的环境下，就难免会觉得饮食/生活习惯上所有的犯错都没关系，反正有药可治。这也是现代人慢性病高发的重要原因之一——不把食物当作药，反而把吃药当作常态。

其实，食物和药物的作用是一模一样的，只不过前者的作用是维持健康，或者让我们更加健康；而药物是维持生命的底线，或勉强恢复到接近健康。打个比方：饮食结构和顺序都正确的三餐是预防糖尿病最好的"药物"，它的"药效"好到什么程度呢？也许可以让我们终身都不得2型糖尿病，也没有高血脂和体重过重的问题。而二甲双胍可以帮助我们控制血糖，但是不能逆转糖尿病，如果糖尿病进一步严重，可能需要合并服用多种口服降糖药，或直接注射胰岛素。但因为胰腺已经损坏，如果饮食再不够注意的话，糖尿病还会进一步恶化，最后导致肾损伤，可能需要用透析来维持生命。

这个过程听上去很残酷，但是它恰好完美地解释了"药物能治病"，但前提是你要遭受身体不健康带来的"苦"，以及药物治疗带来的经济压力，你真的觉得药物才是健康的治疗方式吗？

不是，食物才是。健康的标准只有一个，就是身心健全且长寿，所以食物的确是健康人，也是孕妈妈最好的"药"，没有之一。

汤羹类的食物更加有营养吗

汤羹类的食物是非常值得推荐的，因为它能有效补充水分而且美味。但是具体怎么喝，就一定要看成分和量了。说它值得喝，是因为汤羹的热量通常较低，但瞬时饱腹感比较强，对控制进食有比较好的作用。此外，汤羹类的食物还具有好消化、好吸收及美味的特点，尤其是加入比如枸杞子、红枣、桂圆等药材的无添加糖的清汤，是非常有价值的食物。但是很多时候，孕妈妈的汤羹搭配并不太合理，比如白色骨头浓汤（充满油脂）、添加了各种蜂蜜或者红糖的糖水等。

人们对汤羹类的食物存在一些误区。

第一个误区是，只喝汤而一点肉和菜都不吃。在制作汤羹的过程中，即使熬煮再久，固体食物中的营养成分能溶解到汤里的只有少数的维生素和矿物质，还有氨基酸，而大部分的营养素依然存在于固体食物当中，所以在喝汤羹的时候，先喝一些汤水来"垫垫胃"并享受美味的口感，再适当吃一些汤中的食材才是最佳的饮用方式。

第二个误区是，往汤羹中添加淀粉和糖。人们为了追求口感，喜欢在汤水中添加一定量的淀粉（不是面粉，不含有植物蛋白，几乎是纯碳水化合物）做成羹。这种羹实际上与加了糖的水的营养成分区别不大，都是充满快消化碳水化合物的液体，因此非常不建议孕妈妈将其当作日常正餐饮用。至于真正添加了糖的各类"甜品"或者被广东人称为"糖水"的汤羹，比如冰糖雪梨羹、蜂蜜菊花糖水等，因为其中添加的蜂蜜（游离糖的一种）和各式糖（包括冰糖、红糖、黑糖、麦芽糖、葡萄糖、果糖，等等），就会给孕妈妈带来很多额外的热量和血糖负担，所以一定要将这类汤羹规划成零食，偶尔享用，不适合作为日常滋补品天天喝。

第三个误区，也是孕妈妈最容易"踩雷"的，就是喝重口味的汤羹。比如，那种加了大量盐和味精、鸡精等的汤羹，就尤其不适合孕妈妈喝。这类汤羹的最大问题就是钠超标，钠是一种存在于盐中的矿物质。不仅仅是盐，鸡精和味精其实都是以钠为主的调味品，比如鸟苷酸钠、呈味核苷酸二钠都是钠的主要来源，这也是有的人在餐馆吃完饭后感觉口渴，哪怕没有吃特别咸的菜的原因。因为很多菜里放的盐虽然不多，但是有大量的味精和鸡精，里面的钠也会跟身体"抢夺"水分，从而让人觉得口渴。口渴仅仅是感觉上的不舒服，过多的钠给身体带来最严重的健康问题就是升高血压。这对于本身心脏负荷就比较大的孕妈妈更为不利，因此孕妈妈在选择汤羹时，低钠是首要的注意事项。

最后一个误区就是，大部分人认为骨头汤补钙。在过去，因为大家觉得骨头是最大的钙"储存库"，所以用骨头熬煮成的白花花的骨头汤也能补钙。首先，虽然骨头确实是最大的钙"储存库"，但并不意味着这部分钙可以很容易地释放在汤里，继而被吸收成身体可以利用的钙。相反，这部分钙大多是无机钙，不仅不容易溶解在汤里，而且吸收效果也并不理想——因为最好吸收的钙是游离钙，比如牛奶中的钙。其次，骨头汤白花花的且质地浓稠，是因为骨头中的骨髓含有大量的脂肪，它和来自肉当中部分溶解的氨基酸形成乳糜微粒，均匀分布于汤中。这与牛奶有异曲同工之妙，牛奶中的脂肪来自天然的乳脂，而牛奶同时富含蛋白质，所以就很容易形成乳白色的质地，这并不代表营养丰富，仅仅是因为它含有脂肪和蛋白质的混合物，反而象征着热量较高，喝的时候绝不能贪多。

综上看来，喝汤最好的方式就是在饭前喝一小碗（13厘米口径的碗）清汤，然后再吃各种各样的蔬菜，接着吃汤里的肉，再搭配一些富含蛋白质的食物，最后吃些主食。万变不离其宗——有了良好的饮食结构和正确的饮食顺序，才会有更稳定的血糖和怎么吃都不胖的好身材。

中医药膳值得选择吗

首先我并没有中医学专业背景，因此只能从"药食同源"的角度来谈谈孕期关于中医食养的科学理论。

孕妈妈对中医药膳比较合理的态度应该是"没有问题就不要随意用药，有了问题先用医学方法排除问题，然后用成熟安全的中医药膳辅助即可。"

首先不建议孕妈妈在身体健康、饮食能合理安排、未经中医指导的情况下直接加入药膳。虽然很多"药食同源"的食材，比如枸杞子、山药、罗汉果等都十分安全，但是对于其他类型的中药则可能含有影响身体激素和血管的活性物质，比如当归、藏红花、麝香等就不适合孕妈妈服用。

所以无论是出于什么目的，选择中医药膳在孕期和哺乳期"进补"，需要遵循下面的原则：

- 先判断自己的膳食平衡度和身体状况，有问题先修复，而不是优先求助中药。

- 若身体健康、膳食平衡，则不需要"画蛇添足"，实在想用药膳，应该寻求中医指导并尽量选择"药食同源"的食材。
- 身体有问题或者有小毛病，一定要在靠谱的西医和中医的共同诊断下，才能选择中医药膳，切不要自行搭配或者直接购买网上的产品服用。

总体来说，由于孕妈妈的膳食会通过脐带血液直接输送给宝宝，因此态度一定要慎重。以任何理由选择滋补药膳，都需要考量其安全性，需要结合医生的建议和自己身体的耐受情况才能判断是否合适。

❤ 孕期嘴馋怎么办——零食攻略在这里

孕期怎么吃零食，想必是孕妈妈非常关心的一个话题。因为孕妈妈身体里一部分的血糖需要供给宝宝，所以孕妈妈的血糖会比平时更快地消耗。怀孕前，可能一日三餐即可，不需要加餐，而进入孕期后，因为宝宝分享了妈妈三餐中的热量，所以很多孕妈妈常常会在两餐之间就感觉饿了。这时候，一些健康的零食就是又方便又能补充营养和热量的优秀加餐了，这里就给孕妈妈梳理一下科学靠谱的零食挑选攻略。

孕期零食可以吃，但是标准很严格

现在好多食品都号称自己是"健康零食"，但其中埋着不少"雷"。比如我们买零食时常会看到这样的关键词：杂粮、粗粮、全麦、坚果、水果、蔬菜、高蛋白……这些词本身没有问题，可问题出在加工方式上。之所以说它们是"雷",是因为它们给人健康的印象,但并不是真正的健康!有句老话说得很有道理:没有错误的食品,只有错误的搭配和加工方式。食品很可能都源自好食材,但是用了错误的加工方式,就可能变成让你得慢性病的"垃圾食品"了。因此在甄别适合孕妈妈食用的好零食(健康孕育胎儿的同时还不会让你发胖)的时候,不仅要看食材,更加重要的是需要仔细筛选合适的加工方式。

我曾经在悉尼做了3年的食品工程师,后来又在健康食品和体重管理公司担任营养法规咨询(nutrition regulatory)的职务,因此对"预包装食品"的食材和加工方式有很多审核经验,同时也深谙这类加工食品在广告宣传上惯用的伎俩,可以中肯地帮助孕妈妈去分析这类零食的选购技巧。

一项针对澳大利亚所有人群的健康膳食普查报告发现,在正餐之外,零食这类加工食品贡献了41%的饱和脂肪、47%的糖,而只贡献了20%的维生素、矿物质和16%的蛋白质。这个数据告诉我们,正餐以外的食品,占据了我们每天吃糖和油的量的将近一半之多!所以把零食换成营养密度高的食物,才是提高整体饮食质量的技巧,也是不节食(正餐)还不发胖的关键!

这里要特别说明一下,在营养学中"零食(descretionary foods)"的概念与我们日常的零食概念有点不太一样。书中所指的零食,是指一类在营养上与人体需求不太匹配的食物,它们通常具有高饱和脂肪、高糖、高盐(三者满足其一及以上)且低膳食纤维的特点。比如巧克力就具有高糖、高饱和脂肪且低膳食纤维的特点,因此它是不折不扣的零食;又令人意外的是,泡面这类我们日常当作"正餐"的食物,因为也具有高饱和脂、高盐且低膳食纤维的特点,从营养学的意义上讲也属于零食。所以,如果孕妈妈要吃零食，就要选择一些"更健康的零食"，它们通常需要满足以下几个营养指标：

- 低糖，即每百克固体食物糖<5克。
- 低盐，即每百克固体食物钠<120毫克。
- 低饱和脂肪，即每百克固体食物<1.5克。
- 热量适中，即每百克固体食物含有100千卡，每百毫升液体食物含有20千卡热量或更低。

注意，诸如坚果、瓜子、全谷物棒、乳品等这类含有较高蛋白质和优质脂肪等必需营养素的食物不受这个标准限制。这个标准对于零食来说比较严格，但是我们知道，越接近这个标准的零食，越可以被纳入日常饮食中与正餐相近的食品的行列，或者当作加餐。比如，一份夹着西红柿、生菜、鸡蛋的三明治（不加酱料），它的营养成分就很符合上面健康零食的标准；而相比之下，一个从商店买来的汉堡包（面饼含糖和盐，牛肉饼含高盐、高饱和脂肪，酱料含高饱和脂肪、高盐、高糖）就差很远了。所以按照这个标准，孕妈妈就应该知道在饿了的时候，选择自制一份快手三明治是要比去店里买一份快餐汉堡更加健康的。

虽然，不同人选择零食的标准是不一样的，但是都需要参考两个"硬指标"：食品配料表和营养成分表。

在食品配料表中，通常主配料中排名越前就代表该配料含量越高。比如，一份全麦面包，如果它的全麦粉甚至排在了白砂糖之后，那就可见"全麦"只是一个噱头了。除了排名，从食品配料表中还可以看出食品添加剂和调味料的情况。我建议，在添加剂方面，孕妈妈尽量选择无香精和无防腐剂；在调味料方面，宜选择低盐、低糖、低调味料（味精、醋、辣椒、香辛料）；有人工甜味剂的加工食品也要慎选，仅仅在非吃糖不可的时候才选择。

在营养成分表中，尤其要注意脂肪和钠的含量。（目前我国还没有把添加糖和总碳水化合物分开，而在部分进口食品的包装上则可以看到糖含量。）其中，NRV表示的是这种营养素占每天推荐摄入量的百分比。比如，一包90克的方便面含有1500毫克钠，那么钠的NRV就达到了75%之多，意味着完全吃掉这包方便面之后（包括汤），我们当日全天饮食必须少盐，甚至无额外放盐才能不让钠超标。

此外，需要控制体重的孕妈妈不用一味追求低脂或者低糖，而应当选择整体热量更少、含膳食纤维更多、升糖指数更低的食品。

有高血压家族史的孕妈妈请严格限制高钠零食，比如蜜饯、腌制食品、肉干等。

这样的零食需要额外看看食品配料表和营养成分表
以下的零食孕妈妈需要额外看看食品配料表和营养成分表。

- 谷物类零食：比如水果杂粮麦片、营养强化麦片、杂粮杂豆粉（糊）、杂粮饼干、谷物棒等。
  选择时注意糖在配料表中居第几位，在第二位就表示糖太多了；选择杂粮的且尽量少加工方式制作的谷物；如果糖和油脂位居配料表中前三位，这样的谷物类零食就只能偶尔食之了，不建议当作每天的早餐来吃。

- 水果和蔬菜脆片：冻干类脆片水果通常不需要添加油脂，因此可以偶尔作为新鲜水果的替代品。但不是所有的水果脆片都采用冻干的处理方式。"冻干"就是冷冻干燥的简称，是通过冷冻把食物中的水分变成冰后再脱去固体冰以达到脱水的方式。这种方式可以做到直接干燥食物，而不需要用加热或油炸等方式进行脱水。这是一类很好的零食，但比较贵，而且因为水分没了，部分冻干类水果脆片甜度会比较高，很容易一不小心就吃多了。

  大多数蔬菜脆片都是用植物油烹炸（温度高低关系不大）处理的，所以在看营养成分表的时候，要留意油脂的含量，还有钠的含量（为了调味，不少蔬菜脆片会放盐）。

- 乳品：乳品可以补钙、补蛋白质、饱腹，而且升糖指数还比较低。酸奶本身口味酸，因此添加糖是很常见的，但是要注意碳水化合物高于10克/100毫升的酸奶哦！一般不用担心奶酪中糖的问题，但由于奶酪在制作过程中必须加盐，所以不适合给1岁以下的宝宝吃。给小朋友吃奶酪也需要控制量，防止钠摄入超标。

- 除上述重点零食之外，在选择其他零食的时候也要注意：口味清淡是关键，避免选择那些包裹了一层面粉油炸的坚果，最好选择原味、不添加盐的；尽量避免选择添加了亚硝酸盐的肉松、肉干，也不要选择有肉松的烘焙食品，因为其中会添加很多糖和酱料；选择坚果和加工肉类时要注意控制量，毕竟坚果和加工肉类本身就含有较高的热量，一次一个手掌的分量（大约30克）就够了！如果觉得原味坚果缺少点味道，可以稍微烘焙一下增加风味，或者把它们和水果粒一起拌进无糖酸奶里吃。

❤ 要小心，这些食物孕期不能吃

孕妈妈选择食物的大宗旨其实和普通人一样——安全至上，但是由于胎宝宝对部分有毒物质的敏感性，导致某些高危食品对普通人的伤害也许只是轻微地拉肚子，但是对于孕妈妈来说，可能就摊上流产这么严重的大事儿了！所以孕期保证食品安全的总体思路，必然是避免吃可能对宝宝不利的食物。

1. 避免吃因烹饪和加工方法带来的高风险食物

李斯特菌是常见食物中致病菌的一种，它如此"大名鼎鼎"是因为其致病力非常强。它专门以食物为传播媒介，是毒性比较高的一种食品病原菌，通常很少的量就能致病，对孕妈妈尤其危险，有导致流产或者死胎的风险。它常常存在于未经高温巴氏消毒的乳品、肉制品，以及一些不经高温烹饪的即食食品中。所以孕妈妈要注意的第一个问题就是不恰当的烹饪方式引起的食品安全问题。

- 生/半熟的动物性食物，如寿司、刺身、未全熟的鸡蛋、带血的肉类等。
- 未经高温短时巴氏消毒的蛋制品，如家庭自制的雪糕、自制的蛋黄酱和荷兰酱、含有半熟蛋制品的食物等。
- 市售的软质雪糕（也就是保质期短的现做冰激凌，并非超市冷冻柜里的那种）。虽然如今市售雪糕的原料之一鸡蛋都是经过巴氏消毒的，但是软质雪糕的生产机器如果清洁不当，很容易存在少量的李斯特菌。因为雪糕不可能经历二次热加工，因此可以推及任何无须经过二次热加工的即食食品，都是不适合孕妈妈吃的。

- 软质奶酪，如布里奶酪、卡门贝奶酪、蓝纹奶酪等。对于很多用软质奶酪制成的半熟甜点也是不合适吃的，而硬质奶酪、干酪等就会安全很多，因为它有更高的含盐量和更少的水分。

- 预包装的即食食品（无须二次加热），如预售的凉菜、沙拉、凉皮、冷面等。原理同软质雪糕一样，都有李斯特菌污染而无法二次热加工杀菌的问题。

  这类食物在准备的过程中，通常有较多的人工接触机会以及较长的等待时间，如果期间温控不当或者有交叉污染，比如凉面在室温下放置超过两小时就会有较高的风险了，而市售的成品凉菜、沙拉等，通常都是在室温下制作和放置的，并且可能有较多人员参与加工，所以孕妈妈最好完全避免食用。

- 腌制（未经烹饪）的肉类，如腌制火腿、烟熏三文鱼等。这类食物的特点是全程没有高温加热程序，而仅仅利用盐来保存。孕妈妈一定要避免直接食用这类食物，除非经过高温加热。

- 吃水果也要小心。美国曾经发生过一件骇人听闻的食品安全事故，就是李斯特菌在作祟。一个农场的哈密瓜皮被土壤中的李斯特菌污染，工人用被污染的哈密瓜制作沙拉时，竟然因为对哈密瓜皮清洁消毒不当，导致果皮上的李斯特菌直接污染了哈密瓜沙拉，造成食者大范围李斯特菌中毒！因此在吃带皮的水果时，需要仔细清洗皮上的所有污渍，最好削皮后食用，以杜绝果皮上可能有的致病菌危害孕妈妈和宝宝的健康。

总之，凡是预先准备好而且没有经过高温加热的食物，孕妈妈都要小心，最好是自己在家安全烹饪热食或者食用新鲜的冷食。所有的食物，即使经过高温烹饪，如果在室温下放置超过2小时，也最好不要直接食用了。要知道，李斯特菌是非常惧怕高温的，但在室温下，只需要很短的时间，它就能伤害孕妈妈和宝宝。

2. 避免吃因环境的污染物带来的高风险食物

这类食物哪怕进行了充分的烹饪，仍无法完全消除危害，所以这类食物孕妈妈最好就不要食用了。

首先，禁食野生动物，不仅包括标准的非饲养动物，也包括一些高风险的饲养动物种类，比如饲养的两栖类和爬行类动物，像田鸡、蛇等都要禁食，还应该限量食用一些淡水水生的植物，比如荸荠、水芹菜、菱角、茭白等，它们也是寄生虫卵的高危污染食物，如果偶尔吃，需要彻底清洗干净，然后煮熟食用。

其次，含有较多重金属和有机污染物的食品也要禁食。海产品就属于这类高风险食物——因为目前海洋中普遍存在人类活动产生的污染物，如重金属铅、镉、汞等。

所以对于孕妈妈，所有的海产品都要限量食用，大约食用频次是一周3次或3次以下，此处不包括人工饲养的淡水产品。鼓励孕妈妈在安排饮食的时候，海产品和淡水产品交替食用，甲壳类和鱼类也交替食用，这才是最好的饮食策略。特别说一下，我鼓励所有人的饮食都采用这类交替搭配的做法，不要长期大量吃同一种食物，包括主食。比如，米饭是中国人（尤其南方人）最常吃的主食，每年我国大米的消费量是西方国家的10倍以上。而大米也同样是砷污染最严重的谷物，当然这并不意味着吃大米不安全，而是我们最好应该采用大米和其他谷物、薯芋类、杂豆类交替食用的方法，一周吃2～3次大米就够了。天天吃合格的大米，虽然摄入的砷远不会到危险的剂量，但对于有害物质，当然还是越少积累越好，而且有时候并不是非到了危险剂量人体才会受损。在选择高污染风险的海鲜时，教孕妈妈一个非常实用的技巧：越大型的鱼类，如帝王马鲛鱼、鲨鱼、旗鱼、金枪鱼、大鲭鱼等，积累重金属和污染物的风险越大，而小型的贝类、虾类，因为它们以浮游生物为食，所以积累污染物的风险小很多。所以，在安排水产品时，要"咸水、淡水混搭；小鱼、小虾混搭"。

3. 避免吃有农药残留问题的蔬果

这是日常生活中我们会经常担心的问题，对于特殊时期的孕妈妈就更加要注意了。通常来说，检验合格的蔬果，"农残"都是符合规定的，所以孕妈妈在购买蔬果时，一定要去进货渠道正规的大型商超和菜场，避免去买路边小贩"自家院子里"种的蔬果。可能有的孕妈妈会觉得那些私家蔬果更加天然绿色。其实并不是。要知道，除了自己家里种蔬果能完全放心，其他任何收割出来卖的蔬果都是要考虑成本的。蔬果都一样，容易招病虫害——并不是"自家院子里"种的蔬果就百虫不侵，不需要喷洒农药。反而，对于个体小贩来说，一些虫害会对他们造成更大的打击，因而他们会更倾向于私用农药，毕竟产品不用接受检验，而且他们的农田并不是专业农田，更有可能受到其他的环境污染。所以，购买没经过检验的蔬果，才是风险最大的行为。

对蔬果的处理方式也非常重要。对水果来说，削皮就是最好的做法，而像草莓这类无法削皮的水果和一些"农残"风险较高的蔬菜（比如韭菜、空心菜等），用水浸泡30分钟，再用流水反复冲洗、搓洗，是更加有效去除"农残"的做法。如今市面上推出了不少专业清洗蔬果的机器，利用电动超声波高频冲刷，确实会比手工清洗效率更高，有经济条件的家庭可以考虑购买。

第 6 章
技术流妈妈应该关注精细的营养素助力

读了前面的章节,孕妈妈应该对孕期如何加餐以及如何保持热量与营养的平衡有了大概的了解,也知道了合理安排饮食的方式。但这只是营养学中最"粗放"的基础,并不是精细营养计划。孕期与平时不一样,胎宝宝在发育过程中往往着重需要某几种特殊的营养素,所以孕妈妈吃饭并不适合随便加一些"自认为有营养"的食物。本章节就从精细营养的角度,根据孕妈妈最容易缺乏的几种营养素来科普一下孕期的高阶营养饮食安排,让孕妈妈有的放矢地加餐。

❤ 孕期着重吃的营养素有哪些

孕期是个神奇却又平常的时期,神奇之处在于,在孕妈妈体内,从两个细胞到一个活生生的可爱宝宝,这个过程会涉及 3 个营养概念——热量、"搭建"身体的营养素及其他辅助营养素;而平常之处在于如果营养到位,这个过程并不会造成母体的太大损耗,反而能保护孕妈妈,降低乳腺癌的罹患风险。

前面说的孕育过程涉及的3个营养概念，我们需要重点做做功课。首先就是热量，热量是通过妈妈与宝宝唯一的连接——脐带中的血流来供应的，血液中不仅载着宝宝需要的氧气，还有血糖，这也是宝宝唯一的"口粮"。胎盘里的小胎儿既不能自主呼吸，又不能进食，所以妈妈的脐带血就是他"呼吸"和"吃饭"的全部来源，因此孕期增加热量摄入是孕妈妈的刚需之一。除此之外，由于胎儿生长是一个从0到1构建的巨大工程，因此必然需要血液里各种氨基酸和必需脂肪酸等营养素作为"骨架"来构建宝宝的每一个细胞。如果把这些营养素比作搭建宝宝身体这个大工程的"砖头"，那么仅靠脐带血运送一堆"砖头"显然是不够的，还需要很多"建筑工人"，这就是宝宝必需的辅助营养素：维生素和矿物质，还有一些其他比如牛磺酸、肌醇等宝宝特需的营养素。

所以，孕期的营养供给是个系统工程。了解了3个营养概念后，孕妈妈一定会问，落实到日常生活中，要如何选择食物呢？比如同属于蔬菜，绿色的西蓝花和白色的菜花哪个更适合孕期吃？孕期炖汤有没有特殊的讲究？孕期是不是很容易缺铁，该吃很多菠菜吗？……这些问题，看上去零散，而且似乎也不太相关，但事实上它们都是围绕一个核心：孕期较平时，需求显著增加的营养素到底有哪几种？

只要解决了这一个核心问题，孕妈妈就能很清楚地知道该如何调整自己的食材，又该如何有针对性地加餐了。

矿物质

1. 铁

进入孕期，孕妈妈的血容量需要增加40%之多，血液的增多可不只是水分增多，相应的红细胞、白细胞等也需要同比例增加。那么，构成红细胞的贴红素也需要大增。因此在孕早期，刻意增加膳食铁的摄入就是件很重要的事情。否则到了孕中期，宝宝体积迅速增大，正是血容量扩增的时候，孕妈妈多数会出现"生理性贫血"，也就是血红素铁猛跌的情况。所以在孕早期，孕妈妈的饮食就要着手开始改善铁的摄入。

2. 锌

这种矿物质在人体中起到了非常关键的"辅酶"的作用，如果缺乏锌，会导致宝宝身体很多功能无法正常运转。

含锌较多的食物多数是海产品，尤其是甲壳类（如牡蛎、元贝等）；动物内脏也是锌的丰富来源，连同其含铁高的优点，建议孕妈妈可以一周吃一次动物内脏（如猪肝、猪腰子等）；植物锌来源最丰富的就是坚果和种子，所以强力推荐孕妈妈把零食锁定在这两类食物中。

3. 钙

钙的重要性毋庸置疑，即使不在孕期，中国女性最容易缺乏的营养素名单上也一定会有钙。主要原因是，钙的食物来源比较局限，而且吸收利用率又严重受到其他很多因素的影响，包括日晒、维生素D的合成、维生素K充足与否等。所以关于补钙的问题，我也会有专门的一个小节来分析如何"真正、全面地促进钙吸收",而不只是单纯地告诉你哪些食物高钙。

4. 碘

这个矿物质与我们身体的激素息息相关,尤其是在孕期这种高代谢的时期,身体对碘的需求必然大增。海产品,无论是植物类(如海带、裙带菜等),还是深海鱼类和贝壳类,都含有丰富的碘,所以沿海居民通常摄入的碘比内陆居民多很多。在孕期的特殊时期,孕妈妈除了需要吃加碘盐,还需要至少每周3次吃海藻类蔬菜,以及深海鱼类或贝壳类食物。

维生素

1. 叶酸

叶酸大概是孕妈妈圈里名气最大的营养素了。在平时,因为叶酸的食物来源很广泛,各种绿叶菜、大豆和蔬菜型豆类、全谷物、坚果及动物肝脏都含有叶酸,所以人们缺乏叶酸的概率并不大,但由于它与神经管的发育密切相关,所以在孕育一个新生命的时候,会对这种特殊的营养素产生大量需求。对叶酸的补充,在备孕期就应该开始——随时准备好满足新生命的发育需求。在整个孕期叶酸的需求都很稳定,孕妈妈可以一直保持同一个补充量;到了哺乳期,再轻微下调补充量即可(因为宝宝已经不在妈妈体内,他能直接摄取叶酸了)。

补充叶酸有一个特点,与大多数营养素通过食物补充更容易吸收不同,吃叶酸补剂补充叶酸要比吃食物补充来得更有效率,所以几乎所有的孕期膳食补剂里都会有一定量的叶酸。

2. 维生素B_{12}

这是仅仅存在于动物性食物中的营养素,所以孕期、哺乳期都不建议孕妈妈吃素,尤其是纯素食。动物内脏、肉类、海鲜和乳品中含有丰富的维生素B_{12},只要你保持杂食,就不太会缺乏这种维生素。

3. 胆碱

胆碱这个名字虽然看起来很陌生,但它是人体所有细胞膜必需的组成部分,而且也是神经传导的一种物质的前体。所以,胆碱在胎儿的发育过程中,起到了一个"中坚力量"的作用。不过话说回来,既然胆碱是细胞膜的组成部分,那可想而知,胆碱在食物中的含量也不少,比如在动物内脏和肉类中含量就非常多,还有蛋类、绿叶菜、麦芽、啤酒酵母等中也都含有丰富的胆碱。

孕期最好的做法依旧是在每天的饮食中纳入肉类,偶尔来点内脏更佳,鸡蛋每天吃都不成问题,绿叶菜依旧是宝贵的营养库。

4. 维生素B_6

维生素B_6缺乏并不常见,这个神奇的维生素同时能缓解孕期一个非常恼人的问题——孕吐。它与胆碱的来源类似,广泛存在于动物内脏和肉类中,蛋类、全谷物、坚果、酵母中都含有维生素B_6。尤其有孕吐问题的孕妈妈,除了就医寻求帮助,吃专门的药用维生素补剂或多摄入含有维生素B_6的食物,也可能会使症状有所缓解。

必需脂肪酸——欧米伽 6 和欧米伽 3 脂肪酸

必需脂肪酸，顾名思义，就是指人体无法自身合成的一类脂肪酸，因此需要通过食物获得。

人体必需的脂肪酸其实只有两类：欧米伽 6（亚油酸）和欧米伽 3（α-亚麻酸）。而欧米伽 6 脂肪酸大量来源于我们平时吃的植物油，所以一般不会有缺乏的问题，反而很多人还会有摄入过量的问题。我鼓励大家多摄入欧米伽 3 脂肪酸，来平衡欧米伽 6 脂肪酸的作用。欧米伽 3 脂肪酸来源非常有限。植物来源就是亚麻籽，其他还包括核桃、奇亚籽等坚果和种子，但这些食物即使你摄入够了，这种叫作亚麻酸的欧米伽 3 脂肪酸在人体内转化成必需的 DHA 和 EPA 等长链多不饱和脂肪酸的效率也不高。

也就是说，直接补充 DHA 和 EPA 才是最有效率的做法，尤其是对胎宝宝的"拿来主义"，他才不管 DHA 是妈妈直接吃下去的，还是妈妈身体内辛辛苦苦通过亚麻酸转换过来的，他只管用就对了！所以靠"辛苦转换"大概率是不够用的，同时可能还会产生孕妈妈吃亚麻籽油和核桃油过量的问题（吃油过量必然容易增胖）。这也就是 DHA 这类补剂在孕妈妈和婴幼儿食品市场备受热捧的原因。在后面会单独用一个小节来讲解通过食补和补剂补充两种方式共同保证 DHA 充足的办法。

要想摄入足够且对的必需脂肪酸，最好的办法就是：

- 减少欧米伽 6 脂肪酸的摄入，平时尽量选择以高油酸为主的植物油进行烹饪，比如橄榄油、高油酸菜籽油、茶籽油等。
- 增加欧米伽 3 脂肪酸的摄入，尤其是长链多不饱和脂肪酸。坚果（比如核桃），可以每天当零食吃一点；深海鱼（比如沙丁鱼、三文鱼），建议每周吃2~3次（不宜过多，降低重金属污染风险）；还可以适当选择大品牌补剂（确保重金属含量合规）来直接补充。

♥ 孕期的膳食补剂——孕妈妈需要避开这些雷区

膳食补剂，很多时候被称作"保健品"，算是孕妈妈从备孕时期就耳熟能详的东西了。事实上，膳食补剂也确实在整个孕期，乃至宝宝出生后的哺乳期，都是孕妈妈非常关心的东西。因为在现实生活中，我们很难保证自己的饮食一直不出错，即使餐餐都按照膳食指南吃，也依然会面临着食物选择不平衡、食物储存时间和烹饪方法不当造成营养素流失，甚至自身吸收不好等问题，这些问题导致某些营养素依旧处于难以完全满足需求的状态中。

如果不是在孕期，绝大多数女性都能通过自身的修复和平衡机制轻松将这种暂时的不平衡调整回来，比如因为晒不够太阳偶尔发生的缺乏维生素D，并不会直接造成明显缺钙，身体会暂时动用骨钙来补充血液里的钙以达到一个平衡，因此大多数健康人只要把握好饮食结构，很少会发生某些营养素不良的问题。

但是在孕期不一样，孕妈妈吃下去的营养素除了要保持自身的健康，还需要养育宝宝。可以这样讲，宝宝的存在打破了孕妈妈自身的"营养动态平衡"，因此需要额外地针对上面我们讲的那几种营养素做专门的检测和补充。除前面强调的饮食结构和食材选择两个重点之外，合理服用适合自己的膳食补剂，是为孕期乃至产后孕妈妈的健康保驾护航的第二重保障。

孕期补剂不能包含对胎儿发育有风险的物质

维生素A补剂就是"大名鼎鼎"的孕期雷区。倒不是说孕期不能服用维生素A补剂，其实孕期还确实比较容易发生缺乏维生素A的问题。但是，维生素A是一种脂溶性维生素，也就是说它只溶于脂肪，而不溶于水，所以不会随尿液定期排出体外，这样就造成一旦摄入过量，太多的维生素A就会"滞留"在身体里产生毒性。要是没有怀孕的普通人还好，通常只是产生一过性的急性症状，只要停止服用就好了。而孕妈妈不一样，如果在孕期（尤其是孕早期）摄入维生素A过量，会增加胎儿畸形的风险，而这个风险一旦发生，就几乎面临的是不可挽回的结果了。

所以，孕期要注意维生素A的摄取，既不能缺乏，也绝对不能过量！这个拿捏听上去比较难，但是做起来还是有很简单的办法的。

维生素A过量的剂量比较大，大约要达到每天10000个国际单位以上。而通常的口服维生素A补剂的剂量都在5000～10000个国际单位，而且这类补剂是给有明显维生素A缺乏症状的人群服用的，所以避免维生素A摄入过量的最好办法，就是不要在没有医生和营养师确诊的情况下，擅自服用任何维生素A补剂。

此外，市面上还有很多专门给孕妈妈设计的维生素、矿物质补剂，它们会非常贴心地进一步把剂量降低至5000个国际单位以下（1.5毫克以下），这样既能给孕妈妈补充基本的维生素A，又大大降低了摄入过量而危害胎儿的风险。所以，如果孕妈妈觉得需要在孕期服用这类补剂，又不存在明显或者已知的营养素缺乏问题，我推荐，就服用这类专门为健康孕妇设计的补剂。

另外，孕妈妈需要留意的是，即使选择了孕期专用的维生素、矿物质补剂，也不等于就完全规避了维生素A缺乏或过量的风险。食物依旧是营养素最重要的来源，所以服用补剂的同时，孕妈妈要做到：膳食中不必刻意增加动物肝脏的摄入量（动物肝脏是维生素A最丰富的来源），一星期1~2次就足够，每次只需要50克。

同理，鱼肝油是深海鱼类肝脏的油脂提取物，主要成分是脂肪——富含DHA和EPA这种长链多不饱和脂肪酸，有利于孕妈妈补充胎儿发育需要的欧米伽3脂肪酸。因为是肝脏的油脂，所以鱼肝油也会含有一定量的维生素A，孕妈妈尤其需要注意，不要同时吃鱼肝油和含有维生素A的孕期补剂，因为无法把握总量是否安全，是否有过量补充维生素A的风险。最好的做法是，在孕期选择专门的欧米伽3脂肪酸或者DHA补剂，而不选择鱼肝油。

维生素A还有一类更加安全且没有过量风险的来源——类胡萝卜素，这是在补剂之外的最佳来源，因为它的转化率较低，所以没有过量的风险，孕妈妈可以放心选择橙色、黄色、红色的蔬菜和水果（不仅仅只有胡萝卜）来补充维生素A。

还有一点需要注意，就是外用维生素A。相比口服的补剂和鱼肝油，外用维生素A的浓度和人体吸收率都低很多，而且由于是外用，经过皮肤进入到血液中再影响胎儿的风险会小很多，目前没有证据表明外用维生素A会影响胎儿的发育，但是为了保险起见，我建议在孕期，尤其是孕早期，孕妈妈尽量停用含有维生素A以及衍生物（视黄醇、视黄醛、维生素A酸）类的护肤品和药膏，寻找一些更加安全的替代品来度过这段特殊的时期。

需要照顾到孕期容易缺乏的重点营养素

这就是我们前面所说的孕期专用补剂的第二点好处——它把重点营养素都会照顾到。前面罗列了几种孕期容易缺乏的营养素,它们都是胎儿在发育过程中需要大量用到的"砖瓦",但很多时候,孕妈妈的膳食不一定能精准供应上。比如,我在孕中期的时候,利用年假出去旅游,而旅游期间的膳食是没有办法自己完全控制的,一些并不容易补充的营养素,如维生素D、锌、铁、DHA等,就会有缺乏的风险,但是胎儿不会因为妈妈"放假"就延缓生长,所以我认为,每天服用这种孕期专用的营养补剂是非常安心的选择。

在选择孕期专用的补剂时,需要着重看以下几种营养素是不是都包含在内。

1. 叶酸

叶酸在绿叶菜、全谷物、动物肝脏中含量很丰富,但是如前面所说,叶酸有一个特性——以膳食补剂形式补充叶酸比食补更加有效率,所以很多孕妈妈会选择叶酸补剂来补充叶酸。叶酸实际上是B族维生素的一种,它溶于水,每天会随着尿液排出体外,没有过量的风险。

2. 铁

虽然在红肉和动物肝脏中血红素铁的人体吸收率非常可观,但是我并不鼓励孕妈妈单纯用这种办法摄入铁。一是因为红肉和动物肝脏本身大概率含有较多的饱和脂肪和胆固醇,并不适宜大量食用;二是仅这样吃,很难"挽回"孕中期孕妈妈血液中铁的损失;最后,孕期对铁的需求不仅仅是铁元素这么简单,还会涉及其他辅助铁吸收和阻碍铁吸收的因素,所以质量高的综合饮食才是补铁的最佳保障。

举个我的例子，我是营养师，知道孕早期就需要开始增加铁的补充量，所以我不仅每天服用孕期专用的营养补剂，而且在每周的膳食中，一定会安排至少5次红肉，其中一次是猪肝（用于加强铁的摄入），同时保证蔬果的供应量充足以确保维生素C摄入足量。然而，即使是这样周密的安排，我在孕中期血检的时候，体内的铁依然断崖式下跌到几乎正常值的下限——可见，如果你不精细安排饮食，必定会赤裸裸地缺铁！所以在我的医生的推荐下，我在原来的基础上又增加了一款单独的铁补剂，并且避免与牛奶和其他2价金属补剂（比如镁、锌）一起服用，以免影响吸收效果。这样才在后一次的血检中把铁"扭亏为盈"，扳回到正常值。

孕期缺铁的风险非常高，单纯依靠食补不一定是万全的办法。

3. 锌

锌跟铁很类似，也都是一种参与身体内很多生理反应的矿物质。它的来源主要是海产品（如甲壳类）和红肉类、杂豆类食物。所以，它并不是特别难补充，但是对总体饮食的多样化要求很高。锌有个特点，它在每种食物中的含量都不是特别高，因此除了某些海产品，很难有像吃红肉快速补铁这样的方法能快速补锌。所以，一旦发生缺锌的问题，就是身体发生饮食质量整体偏低的一个警示。我建议，孕妈妈首先选择含有适量锌的补剂来保证不缺锌，再通过优化饮食多样性来进一步保证锌的充足。

4. 碘

这也是在膳食当中不那么容易补充的一个营养素。碘盐很常见，但是用量并不大，它仅仅起到针对内陆居民缺碘的预防作用，还远远满足不了孕妈妈对碘的高需求，而且为了补碘去刻意多吃盐也是不可取的做法。海产品含碘较丰富，但又受限于口味、地域、个人经济情况及购买方便程度等几个因素，强求孕妈妈每周都吃足量的海产品并不是特别现实，因此选择含有碘的补剂就是一个方便又省心的做法。

5. DHA

和碘一样，能提供足量DHA的膳食来源实在太有限了——它仅仅存在于深海鱼类中，而深海鱼类会有重金属污染的风险，我们不可能餐餐都吃，我甚至不推荐一周吃3次以上。因此，选择质量过关、含有足量DHA的孕期补剂就非常关键。

6. 维生素D

维生素D可以说是最难通过饮食补充的一种营养素了。原因是，人体中的绝大多数维生素D其实都是依靠皮肤经过日晒，在紫外线的作用下，把自身有的一种物质转化而成的，所以长期在室内活动以及常年涂抹防晒霜的人群，是非常容易缺乏维生素D的。同时，食物中维生素D的含量相当少，食补并不能代替晒太阳。

那么，对于孕妈妈来说，每天适当晒晒太阳是非常有利于身心健康的行为。倘若实在日晒不足，摄入含有维生素D的补剂就是次佳的办法。孕妈妈要记住，维生素D可不仅仅关系到母体钙的吸收，更加关系到母体钙动员到胎儿体内的过程，维生素D在钙的运转过程中起着至关重要的作用。

❤ 孕期各类营养素的推荐摄入量

如何有的放矢地补充各类营养素,我们需要有一份最保险的参考表。但很多非营养学专业出身的孕妈妈,可能并不知道这个参考表怎么使用。况且,即使拿到参考表,孕妈妈也不知道自己从食物中摄取了多少营养素,更谈不上跟参考值比对了。

所以,这个参考表,如表6.1所示,最大的用处并不是用来衡量孕妈妈的营养素摄入,而是,一用来判断孕妈妈选择营养补剂的剂量大小,二用来指导孕妈妈针对性地补充在孕期需求量激增的营养素。

表6.1 孕期各类营养素的推荐摄入量

营养素	孕早期	孕中期	孕晚期	哺乳期
蛋白质(克/千克体重)	1.6	1.6	1.6	1.6
长链多不饱和脂肪酸(毫克)	115	115	115	145
碳水化合物(克)	每天热量的50%~55%			
膳食纤维(克)	28	28	28	30
维生素A(UI)	2400	2700	2700	3600
叶酸(毫克DFE)	600	600	600	500
钙(毫克)	800	1000	1200	1200
铁(毫克)	15	25	35	25
碘(微克)	200	200	200	200
锌(毫克)	11.5	16.5	16.5	21.5
硒(毫克)	50	50	50	65
胆碱(毫克)	500	500	500	500
维生素B_6(毫克)	1.9	1.9	1.9	1.9
维生素B_{12}(毫克)	2.6	2.6	2.6	2.8

表格大部分内容引自《中国居民膳食营养素推荐摄入量（2013版）》，少部分来自其他国家膳食指南的补充修订。看到这么多具体营养素的名字和数据，孕妈妈是不是觉得有点懵？不用担心，下面我会具体举几个例子来解释这个表格的用法。

1. 判断孕妈妈选择营养补剂的剂量大小

比如，孕妈妈小A购买了一款孕期综合维生素补剂，其中铁的含量是15毫克，那么小A想知道这些铁是不是足够一天需要的。于是，查询表格发现，在孕早期铁的需求量恰好是15毫克，但到了孕中期就变成25毫克，到孕晚期甚至达到35毫克之多。所以对小A来说聪明的决策是，在孕早期每天吃一片综合维生素补剂，配合孕早期推荐的膳食；到了孕中期和孕晚期，继续每天吃一片综合维生素补剂，同时每周膳食分别增加2～3次红肉或者动物肝脏这类富含铁的食物，保证维生素C摄入充足（促进铁吸收）。

在所有的营养补剂中，除叶酸这个"奇葩"是服用补剂的效果比吃食物更好之外，其余所有补剂的人体吸收率都不如食补，尤其是铁。因此，我们通常将补剂里铁的吸收率都打个3折，所以服用补剂的同时优化膳食就显得尤为重要了。

2. 指导孕妈妈针对性地补充在孕期需求量激增的营养素

从这个表格中还能看出另一个要点，就是对于部分营养素，比如维生素A、钙、铁、锌，在孕中期和孕晚期的需求有明显增加，反倒是孕妈妈都很熟悉的叶酸、碘的需求则一直相对平稳。因为胎儿的发育有阶段性特点，对各种营养素的需求也不一样。比如，碘的主要用途就是合成甲状腺素，以增加孕妈妈身体的基础代谢率，并不是给宝宝长身体用的，因此对它的需求不会随着宝宝的发育而增加。而孕期对钙的需求则很大一部分用于宝宝组成骨骼、牙齿以及血钙，所以随着宝宝体积的变大、骨骼的增长以及血量的增多，自然会需要孕妈妈吃下更多的含钙食物来满足这部分的需求。

所以，我建议孕妈妈要好好阅读这个参考表，找出那些前后有变化的营养素，然后参考前面给出的相关营养素的补充攻略，在孕期的不同阶段调整自己的饮食，千万不要以为跟着某个食谱吃就一劳永逸了。

第 7 章
补充中国孕妈妈最容易缺乏的营养素

孕妈妈学会了精细营养调控之后，可能还会有另一个疑问：如果不是每天都能保证如此高质量的饮食，或者说实在不爱吃某些食物，那有没有什么有效率的补救措施来保证孕妈妈在膳食之外获得营养呢？

感谢现代科学，让我们有了很多高效的膳食补剂，它们对我们的健康已经被证实确实是有帮助的，但并不是"随便吃吃"就能获益，胡乱补充甚至可能有害。除此之外，因为社会越来越商业化，很多膳食补剂对人体健康有效的证据虽不充足，但也能大卖；而且一味寻求药物化补充也不合适，因为高纯度、单剂量形式的药用营养素并不适合日常补充。所以，本章就做一个专门针对膳食补剂的科普，让孕妈妈理性补充膳食补剂，真正做到省心又省钱。

❤ 孕期怎样补钙最有效率

补钙是一个老生常谈的话题。难道不就是多吃点含钙的食物，比如喝牛奶，吃虾皮、芝麻，再多晒晒太阳就大功告成了吗？不完全是，虽然这些观点都没有问题，但是它们有一个不足——目光仅仅局限在了"如何多吃钙"，而不是"如何让身体有充足可利用的钙"。人体是一个非常精密的多细胞组合体，我们吃下去食物，到食物真正被吸收利用，并不是一个简单的过程。也就是说，不是我们吃了虾皮，虾皮里面的钙就都能被身体利用的。因为钙这个核心营养素的生理功能，是需要联合其他一系列营养素共同完成的。所以，接下来我们就简单说说，什么样的饮食和习惯才叫作"全面促进钙的活性"。

钙的吸收并不是一个吃下去多少就补进骨头里多少的简单过程。钙在体内，大部分是以羟基磷灰石的形式存在于骨头和牙齿里的，所以缺钙会引起骨骼发育的问题，轻则骨密度下降，乃至引发骨质疏松，重则甚至会发生佝偻症。钙的另一部分存在于血液里，起着非常重要的生理作用，千万不要小看这部分钙，它其实是骨钙的一个"缓冲池"，时刻让我们骨骼中的钙保持动态平衡。

孕期使这种动态平衡得以最经典的体现。胎儿从两个细胞，变成一个有血有肉的小宝宝，他出生时的骨骼一块都不比成年人少，而这些骨骼从哪里来？当然是从孕妈妈体内的营养物质里合成而来，这个伟大的合成过程就是一点一点动用孕妈妈血液里的钙慢慢地构建骨骼的过程。而孕妈妈血液里的钙，其实就是从膳食中摄取的钙和自身骨骼中的钙。所以，令人不由得赞叹的是，在孕育宝宝这十个月的过程里，孕妈妈的确是在"耗用自己的身体来构建另一个生命"。或许在过去物质匮乏、科学不甚发达的年代，我们更多能做的只是赞叹这个过程之伟大，而如今随着营养学的发展，我们可以做到使孕妈妈的健康与宝宝的发育双赢。

从营养学的角度来看，如果孕妈妈的膳食不够合理，比如一旦膳食钙摄入不充裕，或者自身的吸收利用不给力，那么孕妈妈就会处于一个钙亏空的状态，于是不得不"拆分"自己的骨骼去补充胎宝宝的骨骼。结果就是，胎宝宝因为钙来源有限而发育受到影响和限制，孕妈妈因为孕育宝宝动用了自己的钙储备，导致骨密度显著降低。过去老人常说的"生一个孩子，掉一颗牙"，就真实地反映了孕妈妈耗用身体营养养育宝宝的过程。

如何破解这个困境呢？就是孕妈妈在保持自己钙平衡的同时，补充足够的钙以及相关营养素，来保证胎宝宝顺利完成骨骼构建工程。所以，问题就聚焦在这个神秘的"相关营养素"上。

传统的补钙，钙的主要来源有三类：一类是乳品，一类是甲壳类动物的壳或骨头这类硬质食物，最后一类是植物性食物。

- 第一类来源的钙是最好吸收的，而且乳品也有很好的钙磷比（磷就是其中一个神秘的相关营养素），因此《膳食指南》推荐在孕期乳品的最少摄入量是300克，也可以达到500克，前提是如果你觉得其他饮食不那么容易补钙，而且动物性食物的摄入也不超量。
- 第二类来源就是甲壳类动物的壳或骨头，但壳和骨头的可食用部分并不多，其中最值得推荐的还是能直接带着壳一起吃的虾米和连着骨头一起吃的小海鱼，因为这部分食物的钙质全都在硬的部位，这样吃才是正确的补钙方式。

关于认为骨头汤可以补钙的误区，前面也讲过。我们喝的是骨头汤，而溶解在骨头汤中的钙非常少,即使加了醋也仅仅能析出极少量的钙,因此要记住"骨头的钙虽多,却无法吃下去"这个事实。

- 最后一类来源的钙是经常被大家忽略的种类,其中包括豆制品、绿叶菜、芝麻、紫菜这类食物。所以,我倡导孕妈妈的饮食分两步走:首先保证对的饮食结构(记住膳食宝塔),然后在每类食物里,尽可能多样化选择,提高食材的营养密度,才是保障营养素充足最好的方法。

当然,补钙本身也有要注意的事项——钙会与某些食物中存在的有机酸结合,形成无法被人体消化吸收的物质,从而阻碍钙的利用率。这些有机酸大量存在于一些口感酸涩的食物中,比如菠菜、香菜、带皮一起吃的葡萄、竹笋、茶叶等。所以在吃含钙丰富的食物时,最好隔一阵子再吃这类有机酸含量较高的食物,避免它们和钙在胃肠中"狭路相逢"。烹饪此类口感较酸涩的蔬菜时,用水焯掉大部分有机酸,也是可取的做法。

即使单纯补钙,也是有很多攻略需要做的。

那么,孕妈妈想要强健的骨骼和健壮的宝宝,除了补钙,还需要如何做来配合身体内钙的平衡呢?

1. 磷

磷也是人体内大量储存在骨骼里的元素之一,是骨骼和牙齿必需的主要成分(磷灰石)。除了与钙配合一起建筑骨骼和牙齿,磷还有其他非常重要的作用:它与脂质形成的"磷脂"是细胞膜组成的重要部分;它也是身体内很多代谢反应中"磷酸化"的必需物质,可谓是身体中无处不在的一类元素。好在,磷广泛存在于食物中,因此我们极少听说有人有"缺磷"的问题,但这并不代表我们就不需要注意它，因为它与钙的比例能决定人体对钙的利用度！母乳具有适合宝宝吸收的钙磷比（钙：磷=2：1）；牛奶比母乳的钙磷比差一些，大约是1.4：1，但是在自然界的食物中，这也算是非常优秀的比例了，因此特别适合作为成年人、孕妈妈以及儿童优质的钙、磷来源之一。我推荐孕妈妈在补充钙的同时，也要注意多吃含磷丰富的食物，只要注意饮食质量，不要过度选择加工食品或快餐，补磷的问题就很好解决。

2. 维生素D

正如前面所说，这是一种非常特殊的，需要经过日晒，然后在皮肤中合成的维生素。它的主要功能就是促进小肠黏膜对钙的吸收。所以，如果把钙和磷比作骨头的"砖头"，那么维生素D就是标准的"搬砖工"，如果缺乏"搬砖工"，再多的"砖头"也不能被利用，自然就是一种"浪费"了。每天晒太阳15~20分钟，然后适当服用孕期补剂，就能保证足够的"搬砖工上岗工作"了。

3. 维生素K

另一个要配合的营养素就是维生素K了，这也是一类很少听说的维生素。它主要的作用是凝血，但是同时也对骨骼中的磷酸钙有调节作用，相当于"监工"。因此缺乏维生素K，就意味着可能"砖头"（钙、磷）够了，也有"搬砖工"（维生素D），但是由于缺乏"监工"，导致工作效率极低。那么维生素K要怎么补呢？它很特殊，有一半左右的维生素K其实是人体的肠道自给自足的，因此健康人很难发生维生素K缺乏；另一半则来源于食物，最多的是绿叶菜（所以饮食结构中蔬菜最好选择一半都是绿叶菜），发酵食物（比如纳豆）中也含有丰富的维生素K。

如果孕妈妈发现自己有长期的肠胃问题，或者源于肠道菌群紊乱（与服用抗生素有关），或者是溃疡性的炎症导致吸收障碍，再加上饮食中绿叶菜安排得少的话，就有可能导致维生素K的合成受阻从而发生缺乏问题。所以在备孕期就应该排除身体上的小毛病，这样才有利于孕期"火力全开"地吸收各种营养。

❤ 孕期如何补充DHA才能保证宝宝大脑发育

前面说过了，DHA是宝宝大脑和视网膜发育的必需营养素。而这个长链多不饱和脂肪酸的唯一来源就是孕妈妈的饮食。但有限于食物的选择和经济因素，很多孕妈妈是无法达到每天摄入100毫克以上DHA的（绝大多数情况是不知道摄入了多少）。况且这个问题也不是简单地吃深海鱼就能解决的，还需要考虑到深海鱼中可能存在的汞污染，因此服用补剂就可能是保证DHA充足的好办法之一。

DHA又被称为"脑黄金"，我们大脑皮层有高达20%都是由DHA直接构成的，而视网膜更有高达40%由DHA构成。可想而知，宝宝在母体中需要的DHA的量与其大脑和视力的发育是息息相关的。EPA是另一种欧米伽3多不饱和脂肪酸，它虽然不直接参与组成大脑和其他器官的发育，但是它在体内起着调节血脂代谢和炎症的作用，因此也是一种重要的营养素，它在人体内还能进一步转化成DHA。

同时，由于DHA是人体自身无法合成的，必须通过转化α-亚麻酸（一种必需脂肪酸）或者直接从膳食中摄取，人体内转化亚麻酸为可用的DHA效率偏低，所以直接通过膳食或者补剂摄取是最可靠的办法。孕期保证足够的DHA摄入，对孕妈妈本身的血脂代谢平衡也十分有益。DHA和EPA的最佳膳食来源是富含脂肪的深海冷水鱼类（三文鱼、金枪鱼、沙丁鱼等），由于这类鱼产地有限，价格偏高，对于中国大部分家庭的孕妈妈来说，每周吃够2份以上的深海冷水鱼并非是一件容易的事，而且这类鱼还存在食品安全隐患（比如重金属污染问题，和用淡水虹鳟鱼假冒三文鱼等情况），所以，DHA和EPA膳食补剂（易于购买，且合格的膳食补剂有严格的重金属检验标准）就成为这部分孕妈妈的最佳选择。即便能经常吃到深海冷水鱼的孕妈妈，也要注意频率和总量，通常一周吃3次是合理的，天天吃则会有重金属"累积"的风险。

DHA和EPA补剂的来源主要是深海鱼、虾或者藻类。市面上各种各样欧米伽3脂肪酸补剂之间最大的区别就在于提取的来源，以及DHA和EPA的比例。对于孕妈妈来说，无论食补还是服用补剂补充，最重要的原则就是：尽可能避免污染以及保证营养素充足和平衡。因此在孕期对于欧米伽3脂肪酸补剂，质量合格的鱼油或藻油产品都是可以放心选择的。质量合格的鱼油能保证鱼来自污染程度低的深海区域，比如从汞含量较低且适合孕妈妈食用的金枪鱼、鲣鱼中提取；或者干脆选择植物来源（藻类）的DHA补剂，就可以有效规避重金属污染问题了。

摄入了足够的欧米伽3脂肪酸，也要同时注意欧米伽6脂肪酸的摄入量：既不要过量也不能不足。我推荐孕妈妈选择富含油酸且欧米伽6脂肪酸含量较低的菜籽油、橄榄油和茶籽油进行烹饪，每天烹饪油总量控制在10～20克

（取决于孕妈妈的总能量需求）。

对于孕妈妈来说，欧米伽3脂肪酸的推荐摄入量是每天1克。如果孕妈妈选择吃鱼油或者藻油补剂，那么一天吃含有150毫克有效成分（DHA+EPA+DPA）的剂量就足够了。在我们日常食用的植物油和其他食物（比如坚果和种子）中，或多或少都含有一定量的欧米伽3脂肪酸，所以在DHA和EPA补剂之外剩余的欧米伽3脂肪酸完全可以通过日常膳食来补足。

第 8 章
辣妈的实操食谱

光说理论而不涉及具体操作，终究是纸上谈兵。所以，一份可执行的食谱才是真正行动的开端。通常来说，营养学中基础食谱的设计仅仅需要考虑总热量需求以及三大供能营养素（碳水化合物、蛋白质、脂肪）的安排是否合理；但是对于孕期、哺乳期这些特殊的时期，我们的目的是促进宝宝的最佳发育、保持妈妈的良好状态及产后快速恢复，所以仅仅考虑热量和三大供能营养素就显得不够用了。本章就给孕妈妈具体规划一个包括热量、三大供能营养素及微量营养素在内的精细版食谱。同时，考虑到一部分"微胖妈妈"想要获得辣妈的身材，我还设计了一个热量微调的营养食谱，帮助她们在孕期也能实现既不耽误营养还能美体的目标。

❤ 具体可执行的食谱是这样的

前面说了很多原则和知识点，这里就跟孕妈妈分享一个具体的食谱，这个食谱满足了孕妈妈不同的热量需求。比如，你通过体脂秤知道了自己的基础代谢后，可以根据体力活动情况乘以一个活动系数（轻体力活动系数为

1.3，中体力活动为1.5，重体力活动为1.7），即得到自己的热量需求：热量需求＝基础代谢×活动系数。

我们举个例子。一位身高160厘米、体重50公斤的30岁孕妈妈（体重在标准的范围内），她从事白领工作，大部分时间坐办公室，每天散步30分钟（属于典型的轻体力活动）。她通过体脂秤估算自己的基础代谢是1250千卡，所以她每天所需的热量大约是1250×1.3=1625千卡。如果这位孕妈妈想要最舒服、最安全地度过孕期，就应该根据《膳食指南》的孕期指导，摄入大约1800千卡的热量，这样就可以让孕期的增重控制在合理的范围内，同时还不会有营养素缺乏的风险。

对于这类身体指标都处于健康标准范围内（体重正常，体脂率、肌肉含量也都正常）的孕妈妈，最好的参考依据就是《膳食指南》的孕期妇女平衡膳食宝塔。同时，我给出几点优化建议。

- 膳食宝塔中蔬菜类的推荐量有个较大的范围，我建议所有孕妈妈按上限摄入，并且尽可能选择淀粉含量低的蔬菜，这是为了保证营养素摄入的最大化。
- 如果吃了豌豆、扁豆、腰豆、眉豆等淀粉含量较高的杂豆类，则需要同等重量代替相应的全谷物（比如米饭、面条等）。
- 膳食宝塔中的谷薯类摄入量也有个较大的范围，建议体脂率高的孕妈妈参考最少的量来吃，体脂率正常的孕妈妈参考中间值来吃，而体重较轻、脂肪和肌肉都少的孕妈妈需要在满足蔬菜类和蛋白质类食物摄入需求的基础上，尽可能多吃谷薯类。
- 要吃零食的孕妈妈，如果选择了淀粉含量较高的零食，则需要抵扣膳食宝塔中谷薯类的摄入，因为这类食物普遍营养密度较低，需要限制总量。

下面我会按照不同的热量需求给孕妈妈一个具体的食谱范例，孕妈妈可以根据这个范例来安排自己的饮食。这里有两个步骤的建议：第一步先确定自己要摄入的热量大概在哪个水平；第二步参考食谱范例中的食物种类，根据自己的饮食偏好和购买习惯，把食物换成近似的种类，做到饮食多样化。

比如，在我给出的阶梯式食谱中，以1600千卡为基准（这是中国女性在正常的饮食下较常见的热量需求值），然后给出了从1800千卡到2800千卡热量需要增加的食物。大家在制作自己的食谱前要做以下三件事情：

- 先判断自己该摄入多少热量。
- 把1600千卡标准食谱中的各类食物换成自己常吃的同类食物。
- 按照推荐的添加食物的种类，继续搭配成适合自己的膳食。

这个食谱的用户模板是：轻体力活动、体重50公斤、身高160厘米的女性。这里要额外注明的是：一个全面的食谱必然遵循千人千膳的原则，因此在设计食谱的时候，至少要考虑用户的身高、体重、性别、年龄和体力活动量，甚至进一步考虑基因等更加个性化的因素。这里的用户模板所反映的真实人群就是白领女性，她们每天的运动基本就是散步或者做中度有氧运动30分钟，这也恰好是孕期推荐的运动量，方便各位孕妈妈参考。如果你是一位特别热衷于运动的孕妈妈，可以选择下一级别的饮食补回这部分运动消耗的热量和营养素。

确定了自己该摄入多少热量后,接下来的工作就是根据推荐的标准食物来选择和替换成适合自己的食物。我这里举个例子,告诉大家什么叫作"食物种类交换"。比如食谱中一份炒上海青,上海青就完全可以换成任何绿叶蔬菜(比如空心菜),但是不能换成瓜类(冬瓜、黄瓜、茄子)和菌藻类蔬菜;同理,番茄类可以和瓜类和茄科类蔬菜互换,但是不能换成绿叶蔬菜和菌藻类蔬菜。虽然它们都属于蔬菜这一大类,但是每种小分类之间营养特点的差异是不可忽略的。我推荐的基础食谱充分考虑了这些细节,希望孕妈妈能用心参考,合理选择适合自己的食物。

在这个食谱中有一点需要格外注意——选择水产品时,需要遵循前面提到的关于孕期饮食禁忌的原则:选择水产品一定要以小型水产品为主,注意咸淡水产品配合;甲壳类和鱼类交替食用;深海鱼类每周的摄入频次不宜超过3次。

孕期阶梯热量需求下的具体食谱如表8.1所示。

表8.1 孕期阶梯热量需求下的具体食谱

热量需求	早餐25%	午餐40%	晚餐25%	加餐15%（可以分配给早餐和晚餐）
1600千卡	煮鸡蛋1个、牛奶1杯、苹果1个、腰果15克、燕麦25克、果干15克	炒上海青200克、豌豆胡萝卜炒饭1碗（豌豆80克、胡萝卜100克、熟米饭50克）、甜椒炒牛肉丝（甜椒100克、牛肉丝50克）、老豆腐100克、烹饪油5克	洋葱炒蘑菇150克（洋葱100克、蘑菇50克）、紫菜蛋汤1碗、清蒸鱼80克、熟紫薯50克、烹饪油5克	燕麦坚果棒1根（30克左右）、无糖酸奶130克、橙子1个
1800千卡	不变	加主食50克	加水产品80克、烹饪油2克	不变

（续表）

热量需求	早餐25%	午餐40%	晚餐25%	加餐15%（可以分配给早餐和晚餐）
2000千卡	加水果胡萝卜50克	加主食50克	加水产品80克、蔬菜50g、烹饪油4克	加瓜子30克、草莓50克
2200千卡	加水果胡萝卜50克	加主食50克、鸡蛋1个	加主食50克、蔬菜50克、水产品80克、鸡肉25克、烹饪油6克	加瓜子30克、草莓50克
2400千卡	加坚果10克、燕麦25克	加主食50克、鸡蛋1个	加主食50克、蔬菜100克、水产品80克、鸡肉50克、烹饪油8克	加瓜子30克、草莓50克
2600千卡	加坚果10克、燕麦25克	加主食50克、熟红腰豆50克、鸡蛋1个	加主食50克、蔬菜150克、水产品80克、鸡肉75克、烹饪油10克	加瓜子30克、草莓100克
2800千卡	加坚果10克、燕麦25克	加主食100克、鸡蛋1个、蔬菜100克	加主食100克、蔬菜100克、水产品80克、鸡肉75克、烹饪油12克	加瓜子30克、草莓150克、芝麻15克

❤ "微胖妈妈"的脂肪大转移食谱

"微胖"并不是一个贬义词，它更像是一种健康的预警状态——看上去身材尚且匀称，体重也处于标准范围内，但是腰腹部总有那么一圈赘肉，内脏脂肪也处于警戒线上下。这种微胖的状态在平时可能会被人忽略，但在孕期这个特殊的时期，孕妈妈的体重需要额外增长几公斤或者更多，那么处于微胖状态的孕妈妈就特别需要对体成分进行优化了。这意味着"微胖妈妈"

一方面需要保持营养素丰富且充足的膳食，来满足自己和宝宝的需求，另一方面则要控制总热量摄入，正好利用胎宝宝的发育可以额外消耗热量这个契机，来顺便对自己的体成分进行调节。其实就相当于把自己的脂肪转化成供宝宝生长的能量，一边促进宝宝的健康发育，一边让自己减掉不必要的脂肪。

但是，要想做到自己瘦身的同时孕育出健康的宝宝，绝对不是单纯靠减少热量，甚至节食做到的，而是要做到两个核心：保证宝宝发育需求的营养素充足，让孕妈妈的身体倾向于脂肪分解状态。

所以这时候优化自己的饮食结构就成了"微胖妈妈"最重要的事情。优化饮食结构要做的第一件事就是计算自己每天需要摄入的热量（热量需求＝基础代谢×活动系数，详见本章前面的内容）。当然，这个计算出来的热量很可能不是"微胖妈妈"真正的需求！为什么呢？因为这类"微胖妈妈"的体脂率是超标的，尤其内脏脂肪过多，所以根据公式按照实际体重算出的热量需求，会大于这类孕妈妈实际的热量需求。要记住一点：脂肪消耗的热量是远低于肌肉的，这也是为什么如果一旦脂肪超出合理范围，想要减下去是一件很费力的事情，因为此时身体的基础代谢水平是同体重中偏低的。所以，时刻保持对体脂的检测和调控，是长久保持健康和美体的最佳策略。

"微胖妈妈"只有明白如何在孕期膳食指南的基础上进行微调，才能完成把自己的肥肉变成宝宝的肉肉这个神奇的过程。孕期阶梯热量需求下的微调食谱如表8.2所示。

表 8.2　孕期阶梯热量需求下的微调食谱

热量需求 实际下调 0~10%	食谱参考前面的 1600 千卡的标准食谱	膳食补充剂	体力活动建议
1600 千卡 （无须下调）	无须下调	孕期复合维生素	30 分钟抗阻运动 30 分钟孕期瑜伽
1800 千卡 （1750 千卡）	把炒菜换成白灼蔬菜，减少 5 克的油脂即可	孕期复合维生素	30 分钟散步 15 分钟抗阻运动 30 分钟孕期瑜伽
2000 千卡 （1900 千卡）	每天中午不增加面条 50 克	孕期复合维生素 复合维生素 B	30 分钟散步 15 分钟抗阻运动 30 分钟孕期瑜伽
2200 千卡 （2000 千卡）	每天中午不增加面条 100 克，把炒菜换成白灼蔬菜，减少 5 克的油脂	孕期复合维生素 复合维生素 B	30 分钟散步 15 分钟抗阻运动 30 分钟孕期瑜伽

总体来说，针对体重基数较大（BMI>22）、体脂率超过25%，或者单纯体脂率超过28%的孕妈妈，在规划饮食的时候，需要在确定好自己每日膳食需求的热量后，略微把这个热量下调一些。当然，对于本身膳食热量只有1600千卡需求的孕妈妈，则不需要进一步下调，而是尽量多做一些温和的体力活动。因为这部分孕妈妈的体重基数并不大，仅仅是体脂率超过了标准，也就意味着她们的肌肉量是低于标准水平的。让这部分孕妈妈进一步减少饮食，并不合理，而增加抗阻运动，对肌肉进行温和而持续的刺激以保持肌肉量，同时配合营养素与热量匹配的科学饮食才是对她们而言更合理的做法。

[第二篇]

母乳的营养是第一位的

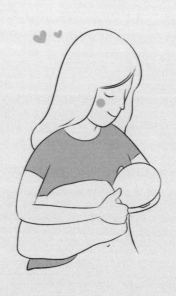

篇 首 语

母乳喂养并不是一句简单的口号,而是真真切切建立最佳亲子关系,以及为宝宝打好营养基础的最重要的环节。母乳喂养对妈妈来说也是一种得天独厚的加速产后恢复的方式,更加有助于降低一生罹患乳腺癌的风险。无论从对宝宝建立最初的安全感来讲,还是从母乳本身具有的动态营养平衡(母乳的营养成分不是固定的),以及含有的生物活性物质(比如各类有针对性的抗体、益生菌等)来讲,母乳喂养都有着不可替代的优势。因此对于宝宝早期哺育而言,母乳是当之无愧的最佳"黄金口粮"。而婴幼儿配方奶,是作为无法纯母乳喂养的宝宝的人工营养品,而不是母乳的替代品或者补充品,这点需要妈妈们明白。

第 9 章
母乳当中都有哪些营养

母乳是宝宝不可替代的最佳天赐营养。其中一个原因是母乳中有太多尚未被研究透彻的营养物质，它们对宝宝的健康发育有着不可替代的作用。世界卫生组织的母乳促进协会也一直为了宝宝和妈妈共同的健康，多年来不遗余力地进行母乳喂养的宣传。这个宣传并非凭空而来，而是基于很多对母乳的科学研究，研究发现母乳当中有太多太多保护宝宝的营养成分了。

根据世界卫生组织的大数据调查，在世界范围内，2007年至2014年只有大约不足40%的婴儿在6个月内接受了纯母乳喂养。这与很多因素有关，其中一个就是妈妈对母乳的优势并不了解，尤其不知道，母乳不仅保护宝宝，而且对妈妈的健康也帮助很大。

❤ 母乳与其他乳品营养差别太大了

这里要解决的疑惑是，为什么不能随意用其他乳品喂养宝宝。所有妈妈都知道，喂养宝宝最自然、最完美的食物当然是母乳。但是对于并不在少数的妈妈来说，偶尔需要用其他的食物来代替一下母乳也是无法避免的事情。因此，妈妈们需要额外学习母乳之外喂养宝宝的功课。

要尽可能让宝宝获得最接近母乳的营养，请一定选择成分上更接近母乳的营养品，这就是婴幼儿配方奶诞生的根本原因。因为除了母乳，任何动物奶都不适合直接哺育宝宝。下面我就给妈妈们分析一下常见的动物奶与天然母乳的区别。

我们可以通过一个表格来比较天然母乳和常见的替代母乳的来自牛和羊的奶，如表9.1所示，别看都是白花花的奶，其实它们的营养成分差异是非常大的。

表9.1 母乳、牛奶与羊奶的营养素比较

每100毫升	母乳	牛奶	羊奶
总热量（千卡）	65	67	73
蛋白质（克）	1.1	3.2	3.8
酪蛋白：乳清蛋白	1:2	3:1	1:1
胆固醇（毫克）	11	15	31
维生素A（微克）	11	9	84
乳糖（克）	7.4	5.0	4.6
脂肪（克）	3.4	3.5	4.4
钙（毫克）	30	120	120
磷（毫克）	14	93	150

比如其中最重要的一个差别就是蛋白质，牛奶中的蛋白质含量是母乳的3倍左右（因为动物宝宝比人类宝宝的生长速度快多了，它们刚出生就能站起

来，所以需要的蛋白质比人类宝宝要多很多）。可能有的读者会觉得,"咦？蛋白质不是挺好的营养素吗，它是宝宝发育必需的养分，所以牛奶中蛋白质含量高，牛奶是不是比母乳更好呢？"这个想法只对了一半。蛋白质的确是宝宝发育最重要的营养素之一，但是并不代表越多越好。母乳中蛋白质确实仅仅只有牛奶的1/3，那是因为婴儿在出生的时候，体重非常轻，母乳当中的蛋白质供给1岁以内的宝宝长身体是足够的。另外，母乳中的营养物质有它非常神奇的优势——吸收率极高。所以看似"稀薄"的母乳，实则每一滴都能有效地滋养宝宝。

除了蛋白质含量，蛋白质的比例也是我们需要注意的。很多妈妈在喂养宝宝的时候，最常见的一个与喂养相关的问题就是——宝宝消化不良。产生这个问题的原因有很多，其中一个就是乳汁中的蛋白质在宝宝的胃中形成了凝块，而宝宝的胃酸分泌与成年人相差太远，因此就很容易产生消化问题；这也是1岁以下的婴儿不能喝除母乳和专门婴儿配方奶之外的乳品的原因。

乳汁中的蛋白质细分为两个类型：一个是难消化、会结成块的酪蛋白，就是我们平时吃酸奶时，凝结成半固体、口感很黏稠的那种东西；另一个是好消化，甚至能"喝下去"的蛋白质，即乳清蛋白。酸奶放久了，上面那层似乎渗出清水的部分，就是水及乳清蛋白。酪蛋白过多的蛋白质，正是让宝宝消化不良的原因之一。而母乳中的蛋白质比例非常巧妙，它以乳清蛋白为主、酪蛋白为辅，所以用母乳喂养宝宝时，宝宝的胃会非常舒适，而且排出的大便也是黄色且质地柔软的，这证明母乳的残渣很少，吸收率和消化率都比较高。

同样，对于其他的营养素，比如钙、磷，牛奶和羊奶中的含量都远远高于母乳，但由于母乳具有较高的吸收率，所以母乳中的钙含量也属于合理的范围。而且在婴儿生命初期，过多地摄入矿物质（钙、铁、镁等），也是导致其消化不良、大便变硬的一个因素。还是那句话，营养不在多，够用的、好吸收的才是"王道"。

正因为如此，母乳才是当之无愧的宝宝营养之最，因为它是一种平衡且好吸收的天然食物。如此说来，非纯母乳喂养的宝宝就一定会营养不到位吗？

不一定，因为目前食品与营养科技高度发展，已经制造出了比牛奶和羊奶这些天然乳品更加接近宝宝需求的营养品，也就是我们耳熟能详的婴幼儿配方奶。这种产品严格遵循国家食品法规的规范，配方也受到严格监管。尽管它们不及母乳的天然营养优势，也没有母乳中的一些活性成分，但是总体来说，婴幼儿配方奶给予了很多无法提供纯母乳喂养的家庭，以及选择了混合喂养的家庭一个巨大的、便利的选择，也更进一步保证了这类"人工"喂养宝宝的健康发育。

所以综合上面对母乳、牛奶与羊奶的营养分析对比，妈妈就应该明白为什么对于1岁以下的婴儿，是不可以用普通乳品喂养的；而对于1～2岁的幼儿，才可以逐渐采用全脂牛奶或羊奶喂养；孩子到2岁以上，能正常吃饭了，就可以保持与成年人一样的喝奶习惯了。

❤ 母乳中还有这些神奇的活性因子

母乳的神奇之处，远远不止恰到好处的营养素和高效的吸收率，它还是一个智能的"活系统",里面充满了益生菌、对抗有害菌的抗体(提高宝宝抗病能力)、免疫球蛋白(也是增强免疫力的物质),还有一套对宝宝肠道菌群平衡非常有利的益生元系统。下面,我就逐一来讲讲这个神奇的活体营养系统,让所有妈妈在母乳喂养的道路上更加有信心,尤其在宝宝生命初期的6个月里,尽可能保持母乳喂养,无论对宝宝还是对妈妈都会有很大的好处。

母乳是含菌的

母乳是含菌的,而且菌种超过了700种!这听上去似乎有点吓人。但是放心,这些都不是致病菌,而是名副其实的有益菌。与我们日常生活中说的有害细菌不一样,它们是来自母亲乳房皮肤和空气中自然存在的细菌,以及通过乳汁传递给宝宝的妈妈本身的肠道菌群。这些有益菌存在的意义正是帮助宝宝迈出独立对抗环境影响的重要一步。

要知道,宝宝未脱离母体时,处于一个纯无菌的环境中——人体内,只有消化道是带菌的。但是每个人自出生后面对的都是有菌环境,吃的食物也几乎都是带菌的,所以,与这个环境的微生物和谐相处,才是我们的生存之道。在分娩过程中,宝宝首先接触的带菌环境就是妈妈的产道——这也是顺产的宝宝肠道菌群比剖宫产宝宝更加稳定的一个原因。另外,产后72小时内妈妈用分泌的初乳哺育宝宝,也是把有益菌传递给宝宝的重要过程,同时初乳还把活力十足的抗体带给宝宝。这样宝宝既获得了宝贵的肠道菌群的"接种",还拥有了对外界致病菌的抵抗力。

很多针对婴幼儿初期肠道问题的补剂,都是模仿这个"接种"的过程。比如著名的枯草杆菌二联活菌颗粒(妈咪爱),就用来治疗因幼儿肠道菌群失调引起的腹泻、便秘、消化不良等,可见肠道菌群的稳定与宝宝的健康关联非常密切。

实际上,宝宝在生命之初最好的与菌群交朋友的过程,就是顺产出生和母乳喂养。因此要想让宝宝在生命之初获得最佳的肠道菌群,最合适的做法就是妈妈在身体允许的条件下顺产,并且坚持最初至少6个月的母乳喂养,这样的努力不只对宝宝好,更能让妈妈健康,以及减少宝宝生病带给全家人的烦恼。

超重妈妈的母乳中含菌种更少

在2013年,西班牙科学家对母乳进行DNA检测(测有多少菌种)的时候,还对比了不同体重范围的妈妈的母乳情况。结果令人惊讶,那些体重超重(BMI>25)的妈妈母乳中的菌种竟然更加少一些。

这种情况与目前营养学研究中,发现超重人群粪便中的菌群跟正常体重人群的菌群有差异的结果是一致的。简单来说,就是超重妈妈的母乳可能更加不利于宝宝培养好的早期肠道菌群环境。这个发现也更加印证了,妈妈的健康会如同"复制、粘贴"般真实地传递给宝宝的说法,而且这个传递远远比我们之前认为的营养随着胎盘传递更为复杂,可以说是一种整体健康的传递。所以,"胖妈妈能生出健康的胖小子"已经是不合时宜的认知了,而只有真正体重标准、肌肉充沛的孕妈妈才能生出健康聪明的宝宝。我始终坚信的观点是:只有对妈妈好的机制,才会真正让宝宝长期受益。在物质丰盛的年代,无论是在孕期还是在日后的育儿过程中,妈妈真正要追求的永远都是双赢,而不是通过牺牲自己来成全孩子。

母乳的益生元系统

益生元是母乳中天然存在的一类碳水化合物，但是与我们常见的糖和淀粉不一样，它是一类长短链混合的低聚糖，所谓低聚糖就是由3～10个碳链组成的一种比较短，但又比我们熟知的蔗糖和葡萄糖等单双糖碳链长的碳水化合物。它的特殊之处就在于，它们并不是给宝宝提供热量的主体，母乳中为宝宝提供热量的主体是乳糖——所以母乳是甜甜的。

益生元有一个更加重要的使命，就是促进宝宝肠道菌群的繁盛。

科学家对此做过很多的研究，发现在母乳喂养的健康宝宝肠道中，存在最多的一类菌就是双歧杆菌类。这个菌的名字是不是有点耳熟？对的，它就是我们熟悉的益生菌中的一种，在很多的酸奶产品中也会添加。它经常和其他益生菌一起用于制作发酵乳制品，它是健康宝宝肠道内的优势菌种（较多的菌种）。它有助于宝宝消化，同时在肠道里还能填补婴儿早期肠道发育不完整的"漏洞"，从而减少宝宝肠道壁因为不完整而发生"漏蛋白质"的问题。通过肠道壁漏出的蛋白质一旦进入宝宝的血液中，就会引起过敏反应，比如婴幼儿早期的湿疹。食物过敏与肠道壁不完整有密切关系。很多婴幼儿的食物过敏反应会随着他们的长大而逐渐减轻和消失，并不是因为突然不过敏了，而是随着宝宝的肠道发育慢慢完善，这些蛋白质不会那么容易漏进血液，因此过敏反应也就逐渐改善了。

那么，益生元又与这些益生菌有什么关系呢？其实它们就是益生菌的"口粮"！就像宝宝的最佳"口粮"是母乳，宝宝肠道的最佳"口粮"就是母乳中的益生元！这样配套的体系是不是非常完美？没错，自然界就是这样设计的，这也很好地解释了母乳喂养的宝宝更不容易生病（菌群与宝宝免疫力也有关），不容易过敏，还不容易长湿疹的原因。

❤ 母乳喂养——让妈妈最快瘦身和恢复的不二法宝

妈妈的哺乳过程并不是"只让宝宝喝奶就可以了"这么轻松。在这个过程中，妈妈会遇到没有哺乳过的人无法想象的困难：乳汁不通，重则会引发乳腺炎；因为乳头被宝宝强力地吸吮，所以出现皲裂、出血。宝宝对乳头的吸吮力之大是很多新妈妈没有思想准备的，正所谓"使出吃奶的劲"并非一种夸张，而是宝宝吸奶力气之大的真实写照。不过也不用过于担心，一旦解决了开始的这些问题，母乳喂养就是一种极其便利、轻松又对妈妈和宝宝都健康的喂养方式。

这些问题非常常见，并不是只有个别妈妈才会遇到的，这也给很多妈妈在哺育母乳的道路上设置了很多困难，很多妈妈除了抱着伟大的"为了孩子什么都忍了"的心态去面对，别无办法。实际上，本书能用科学知识帮助妈妈哺乳更加顺畅，同时也告诉妈妈哺乳过程中的"小痛苦"换来的不仅是宝宝的健康，还有妈妈自己的健康和更快恢复身材两重珍贵的礼物。

哺育母乳能帮助妈妈快速恢复身材，是一种很自然的生理反应。在刚分娩后，妈妈的子宫还非常脆弱，处于一种把胎儿娩出后的扩张而松弛的状态。所谓的产后"坐月子"，实际上科学的解释就是用大约6周的时间使子宫恢复到产前状态。哺乳之所以能加速恢复，是因为宝宝吸吮妈妈乳头的时候，会对妈妈身体产生一种刺激，使妈妈分泌出具有收缩子宫功能的激素而加速子宫的恢复。如果此时没有哺育母乳，妈妈就只能依靠子宫自己来慢慢恢复，相比而言较不利于妈妈快速恢复到产前的水平；而一旦子宫恢复得比较慢，如果月子期间又有走动和负重的动作，就很容易造成日后无法挽回的子宫脱垂等病症。

哺乳还有另一个吸引人的好处——哺乳期是妈妈一辈子唯——段可以"放开吃饱"同时还能自然"享瘦"的快乐时光。

母乳是含有热量的食物，而这个热量无疑是从妈妈身上转化而来的。虽然母乳的成分在前期和后期会有少许变化，但平均而言，每100毫升母乳的热量大约是65千卡；而妈妈的泌乳量在顶峰时期可以达到每天1升之多，即使早期较少的时候也能泌乳250毫升以上，也就是一天从母乳中额外消耗的热量至少160～650千卡，还不包括泌乳本身耗费的热量。这相当于半顿早餐到一顿超级大餐的热量，很多妈妈在哺乳中期（宝宝大约6个月的时候）就算每天吃得饱饱的，体重也会一直下降，很快就能恢复到生育前的辣妈身材。因此在哺乳期，只要按照本书给出的饮食建议搭配好食物，然后安心吃到10分饱，都不会有增重的烦恼（但依旧需要限制热量密度高但营养密度不甚理想的零食）。

母乳喂养常见的问题

在哺乳过程中，妈妈会遇到一系列问题，本节就逐一解决常见的关于母乳与营养的问题。

Q1：母乳的颜色是什么样的？

淡黄色，比牛奶看上去更稀薄。如前面给妈妈们科普过的，母乳与牛奶的成分差别较大，它的蛋白质含量较低，而脂肪含量会随着婴儿的吸吮而发生变化，因此外观看起来与牛奶不一样。对于很多用吸奶器把母乳吸出的妈妈来说，很容易观察到母乳的颜色。有时候，妈妈会发现母乳看起来很稀薄，完全不是印象中的奶（牛奶）该有的颜色，于是就产生了疑惑，甚至会有质疑：这么稀薄的乳汁，是不是没有营养？不如换成配方奶吧，配方奶白白的，一看就更有营养！这是极为错误的理解——母乳本来就不具有牛奶或者配方奶那样"稳定的乳白色"。因为母乳本身乳化的程度不如牛奶和人工制作的奶粉那样充分（其实牛奶在刚从奶牛乳房吸出来的时候也是不稳定的），而且由于母乳的脂肪含量会随时变化，因此用吸奶器短时间多次吸出的乳汁尤其容易质地稀薄。不过请放心，这种乳汁一样是宝宝最佳的食物，一样含有所有利于宝宝发育的营养成分，它稀薄的质地并不意味着的蛋白质、碳水化合物、微量营养素和各种独特活性物质少，而脂肪较少仅仅会让宝宝多喝点母乳，并不会有任何负面的影响。

Q2：母乳在6个月以后是不是营养减少了？

不是的。母乳在任何时候，哪怕是宝宝自然离乳的前夕（2岁），都是他最好的食物。只是在不同的阶段，宝宝的身体发育及营养素的主要来源对母乳的依赖不一样，而这个依赖的确是随着时间递减的。比如宝宝在6个月以内，全部的热量和营养素需求都来自母乳，而且免疫力和肠道菌群的发育也高度依赖母乳，所以这个时候的母乳对宝宝来说就是"唯一"，显得特别重要；在6个月以后，辅食开始介入并逐渐增加，直到1岁以后辅食变成了主食，宝宝从母乳中获取营养的比例减少（但是母乳质量并没有降低），同时因为宝宝的免疫力和肠道菌群也逐渐稳定，所以受到母乳的影响也逐步降低，因此才会有"母乳没那么大影响"的假象。

母乳喂养本身是最优的方式，尤其在6个月以内的纯母乳喂养对宝宝的益处非常大。所以在任何时候，都不要质疑母乳营养而减少或放弃母乳喂养。

Q3：哺乳期月经来了，母乳质量会受到影响吗？

形态上会受影响，但是质量上不会。在哺乳过程中，催乳素持续高分泌，因此会抑制月经的来潮，但并不意味着哺乳期一定不会来月经。因为激素的原因，或者"非完全哺乳"（混合喂养），有的妈妈可能在哺乳期就恢复月经了（一样的道理，排卵在哺乳期也是有可能发生的）。不少妈妈发现在月经恢复后，自己的乳汁看上去有些变化。这个变化的主要原因就是激素变化，导致在经期分泌乳汁的成分在比例上会有微小的差异，并且量也有所减少，但是并不会影响整体母乳的质量和必需营养素的供应。所以，恢复月经是不会影响母乳的营养的，妈妈只需要在月经恢复之后加强膳食铁的补充，多休息即可。

Q4：母乳喂养的宝宝不够胖？

母乳与宝宝的热量和营养素需求是完美匹配的，只要宝宝吃得饱，"不够胖"就不是坏事，反而过于肥胖的宝宝会增加其成人后超重和患慢性病的风险。母乳的设计极为巧妙，它在前期，因脂肪含量低而促使宝宝多喝母乳，多摄入蛋白质，到后期，脂肪含量会越来越高，而且也越来越难吸吮出来，因而宝宝很快产生饱腹感而自然停止进食。这个完美的设计其实很有"哲理"——饮食有节被充分体现在了人类之初的本能上。配方奶就没有这个智能的动态调节，加上奶嘴的吸吮速度不会有变化，所以配方奶喂养的宝宝就失去了这种天然的饱腹感保护机制，这也解释了为什么很多科学研究都发现配方奶喂养的宝宝会比母乳喂养的宝宝超重风险更大。

按照传统的理念，我们喜欢"胖娃娃"，越胖越可爱，父母那一辈或许更将其认为"热量充足"。而如今在普遍存在的"热量过剩而营养不足"的大环境下，喜欢"胖娃娃"就显得很不合理了。婴儿和幼儿时代体重明显过重的宝宝会比其他孩子有更多的脂肪细胞，肠道菌群也受到影响，从而使部分孩子更易形成易胖体质，增加成年后罹患与超重相关的慢性病的概率。

Q5：纯母乳喂养的宝宝需不需要喂水？

通常不需要，因为母乳中的水分本身是足够的。而对于配方奶喂养的宝宝，如果配方奶是按照指定比例冲配的，理论上也不需要额外喂水。但是在夏天，宝宝出汗较多，在两次喂养之间给宝宝适当喂少量的水是合适的，尤其对于混合喂养和纯配方奶喂养的宝宝，他对水分的需求可能会比纯母乳喂养的宝宝更多（因为母乳一开始的乳汁非常稀薄，含水量更高）。但是，刻意大量喂水，会占据宝宝空间很小的胃，影响他的喝奶量，这是不正确的。

所以这个问题并不是非黑即白，只需要遵循：6个月以内还没有介入辅食的宝宝，喂水只是为了偶尔补充一下液体，并非必需；6个月以上介入了辅食的宝宝，就与成年人一样，及时饮水是一种必须养成的补水习惯。

母乳的量究竟与什么因素有关

很多时候，妈妈会有一个非常简单的推理：既然母乳是一种乳汁，那是不是只要多喝奶、多吃富含蛋白质的"滋补品"，或者多喝像猪蹄汤这类奶白的汤，就能促进奶水分泌呢？

显然不是。虽然说妈妈身体"底子"好是分泌足够乳汁的一个重要条件，但却不是身体越好，奶水一定越多，或者妈妈越胖（或乳房越大），乳汁一定越多。对于没有营养不良和其他影响泌乳疾病的健康妈妈来说，母乳分泌多寡仅仅跟一个因素有直接关系——婴儿吸吮的次数。

这个"生理设定"是很有道理的。因为母乳是婴儿出生后唯一的天然食物，当然要根据宝宝吃的量来决定分泌的量，否则分泌多了对妈妈的身体是种不必要的损耗。并且，母乳随着分泌时间的延长，它的成分也会发生变化：前期母乳中蛋白质和糖含量居多，后期则开始增加脂肪含量来让宝宝产生饱腹感从而停止吸吮。如果母乳不靠婴儿吸吮，而利用吸奶器过度吸出，则很难有这种智能的调节，可能会出现宝宝吃下过多的奶但饱腹感并不强的问题。因此也提醒用吸奶器把母乳吸出来喂养宝宝的妈妈，不要为了增加泌乳而盲目吸出不必要的量，吸母乳的次数需要根据真实哺乳的次数来决定。

泌乳过多仅仅是有点浪费的小问题，而泌乳不足才是大多数妈妈的烦恼。很多妈妈身体健康、营养也不错，可就是觉得宝宝吃不饱。其中的原因有很多，妈妈们要逐一排除。

1. 宝宝的吸吮方式不正确

宝宝不正确的吸吮方式不仅会让妈妈感到不舒服，而且不能合理刺激到妈妈的神经反馈，因此泌乳量无法合理跟上宝宝的需求。在哺乳方式上，世界卫生组织的母乳促进协会有非常多的中文资料供中国妈妈学习，资料涵盖了诸如哺乳姿势、宝宝的吸吮嘴型等细节，非常值得学习。

2. 乳腺堵塞

乳腺堵塞很常见。因为乳汁中有脂肪结块，导致泌乳的乳腺被堵住，所以下次哺乳时宝宝很难吸出乳汁。这时候妈妈可以清洁双手自己来疏通，也可以请专业的有经验的人帮忙。乳腺堵塞的问题需要妈妈随时留意，因为太多的乳汁堵在乳腺管里，会大大增加患乳腺炎的风险。

3. 妈妈的精神状态不佳

刚做妈妈，心情是怎样的？如释重负？还是有成就感？不，绝大多数时候，新妈妈就是觉得累！尤其是哺乳期的妈妈。碎片化的睡眠、对身体变化的不适应、家人的不理解等等，都造成妈妈在情绪上的波动。而这一连串的问题，以"压力"的形式在身体上表现出来。科学对压力的解释已经非常明确，就是一系列由交感神经支配的身体反应。用大白话来说，就是在大脑承受压力时会使用更多的血液，因而其他部位减少了血流量，而泌乳的过程恰恰就是女性的乳房需要很多血流的特殊时期。所以，如果此时妈妈睡眠欠佳、心情烦躁和紧张，乳腺自然得不到足够的血流量，那么产出也会不尽人意。

如果选择了哺乳，妈妈一定要做好心理准备，找好自己的定位，做一个坚强而能负得起责任且有能力的新妈妈。这种自信一定能让你更好地面对新妈妈的角色，同时妈妈的家人也要更加体贴和支持妈妈，多分担体力活让妈妈能多休息，不要给妈妈"添堵"，影响她们的情绪，这些实际的支持要比煮一锅又一锅充满脂肪的汤管用太多了。

4. 饮食不够清淡

上面说过，母乳"不足"的其中一个原因就是乳腺堵塞。而导致堵塞的原因是母乳中的脂肪没有及时被吸出，从而凝结成块在乳腺管形成了堵塞。同时，母乳并不是一个有着固定成分的食物，它是会随着妈妈的饮食变化而产生变化的"活性物质"。不仅人类如此，所有哺乳动物的乳汁都不是固定成分的，它们与产奶"妈妈"的饮食、体成分（体脂、肌肉量）、代谢的形式等都有关系，这也是为什么很多优质的牛奶公司会大力宣传他们的"牧场和奶源"好，因为好的牧场、好的食物以及优秀的奶牛本身就是好牛奶的象征。这里提示各位新妈妈，要想自己的奶变得更"养人"，自己的健康绝对占首位。之所以科普这个背景，就是要说明乳汁的质和量是与妈妈的饮食（长期的饮食，不仅仅是哺乳期的饮食）息息相关的。

有个常见的饮食误区，就是妈妈也知道自己的饮食与乳汁的质量有关系，于是在哺乳期大吃特吃"补品"，各种乳白色的肉汤是最常见的，比如猪蹄汤、鸡汤、大骨汤等。就像我们前面说的，汤的乳白色源自脂肪和蛋白质的乳化小颗粒，喝多了就相当于摄入了不少脂肪。摄入脂肪多，最直观的变化就是血液和乳汁中的脂肪也会多。这样含有大量脂肪的乳汁，虽然从某种程度上来说对宝宝是一种"高热量"食物，能让宝宝快速长大，但是脂肪的增多并不意味着乳汁中其他营养物质也增多，所以长期这么喂宝宝，就会导致宝宝快速长胖，而发育却不见得超前。而且，另外一个大问题就是，充满过多油脂的乳汁会更加容易堵塞乳腺，给妈妈增添更多哺乳上的麻烦。

所以，无论是为了宝宝的正常发育，减少宝宝日后超重的风险，还是为了妈妈哺乳顺畅及快速恢复身材，每天按照我推荐的食谱，吃热量刚好、油脂数量和比例适当、游离糖和淀粉不超量的饭菜才是妈妈正确的选择。

第 10 章
妈妈的饮食是如何影响母乳的

哺乳期的饮食是一个既为妈妈补充营养，也向宝宝输送营养的过程。因为科学研究已经证实了，母乳当中的很多营养成分是与妈妈本身的饮食有很大关系的，毕竟没有输入，哪里来的产出嘛！不光是妈妈吃什么会影响母乳，甚至妈妈的身体状况，如是否超重、肠道菌群的丰富程度等都会影响母乳的质量。说白了，母乳就像一张真实而无形的考卷，妈妈把饮食和自身的健康状况清清楚楚地记录下来，真实地传递给宝宝，宝宝再以他的健康状况打出分数。所以我一直说，妈妈身体的"底子"才是宝宝真正的"起跑线"。而更健康、更懂得营养的妈妈才能保证孩子在"起跑"前拥有优势。

❤ 初乳——宝宝最珍贵的"口粮"

初乳是指在宝宝出生后3天左右的时间内妈妈产生的非常少量的母乳，它的颜色是半透明的黄色，并不像"乳"那样呈现乳白色。所以这时候不少新妈妈以为这是"不下奶"，于是急着开始"催奶"，拼命吃大鱼大肉、喝乳白色的滋补汤等。其实完全不必如此，在宝宝刚出生的前72小时内，他的胃只有一颗大豆那么大，所以真的只需要吃几口奶就饱了。并且，此时的母乳也并不是让宝宝当饭来吃的，更多的是给予他来自母体的免疫力。

可以理解为宝宝在出生后的3天都是"自带口粮"的，所以并不需要真的喝下多少奶填饱肚子，而更多的是从初乳中获取宝贵的免疫力。这也解释了为什么分娩后的3天妈妈的奶那么少，但是却如此宝贵。初乳的成分最主要就是抗体和蛋白质，与其说它是喂养宝宝的食物，还不如说它是宝宝出生后的天然"药剂"。

这里要专门提一下，初乳中含有一种特殊的蛋白质——乳铁蛋白（这种蛋白质在初乳中含量最多），它不仅能提供极高吸收率的铁，而且，科学家在越来越多的实验中发现，这种蛋白质对婴儿的免疫系统有很大的助力作用。所以无论如何，妈妈都要尽可能让宝宝获得这个免疫力，这样不仅让孩子少生病、少感染，而且家长在育儿过程中也能更加轻松一些。

初乳还能促进宝宝排净胎便，胎便是宝宝出生后残留在体内暗绿色的便便。吸吮初乳的过程能让宝宝快速排出胎便继而促进宝宝的胃口，做好在母乳真正加速分泌后"大吃一顿"的准备。初乳也有助于宝宝在出生后快速排除胆红素，减轻新生儿常见的黄疸症状。

无论妈妈做出什么样的喂养方案，尽可能把最初1周的初乳给宝宝是对所有人都有莫大好处的明智选择。

对于纯母乳喂养的宝宝来说，在生命的前4～6个月内，宝宝摄取铁的唯一来源就是母乳。母乳中的铁虽然含量少，但有着极高的吸收率，可以满足这段时间宝宝的需求，所以6个月内纯母乳喂养的宝宝不需要额外补铁。一旦过了6个月的节点，宝宝体内储存的铁基本耗尽，而母乳的含铁量又不会进一步增加，就顺理成章地到了该加辅食的时候了。

❤ 母乳中变化最大的成分——脂肪

母乳并不是成分固定的食物，其中变化最大的成分就是脂肪。脂肪的变化不仅体现在量上，更体现在质上。这也是中国妈妈最关注的营养话题——母乳中宝贵的多不饱和脂肪酸影响宝宝的大脑发育。

在母乳中，乳糖是宝宝的热量来源之一，它的量非常稳定。蛋白质则可以理解为构建宝宝身体的"一砖一瓦"，它的量也是不多不少刚好能保障宝宝的发育，不会随着妈妈的饮食有什么变化。

但是脂肪则特殊，它分为两部分：非必需脂肪酸和必需脂肪酸。

1. 非必需脂肪酸

非必需脂肪酸给宝宝供应所需的热量，并满足宝宝的胃口使其饱足。这部分是相对稳定的，它仅仅与宝宝吸吮的时间相关。

2. 必需脂肪酸

必需脂肪酸非同小可，它会随着妈妈的饮食发生变化。我们知道，宝宝的大脑皮层（20%）和视网膜（40%）就是由DHA这种长链不饱和脂肪酸构成的。如果DHA不够，宝宝的智力和视力发育肯定会滞后，甚至出现发育障碍。在宝宝6个月以内，因为唯一的食物来源就是母乳，因此母乳中DHA的量就决定了宝宝在这6个月内大脑和视力的发育是否顺利。

那么妈妈乳汁中的DHA从哪里来呢？自然是妈妈身体的储备。但是来自身体储备的DHA很有限，并且妈妈本身也是需要这些多不饱和脂肪酸来保持健康的，所以DHA最重要的来源是妈妈的膳食，这也是哺乳期的膳食营养如此重要的一个原因。

我经常会告诉我的客户，对膳食用心看上去很简单，学点营养知识，再看几篇文章似乎就可以掌握。但是真正能深入到每顿饭的营养知识并不是从文章中来，而是从我们的大脑里来。也就是说，最好的营养学科普，不是教授知识，而是帮助人们养成营养学的思维，这样妈妈在吃每顿饭的时候自然就能想到：我需要多吃一些深海鱼，因为DHA是哺乳必需的营养素。这样的理念只有深植于妈妈的脑海才能让她们持续、主动地吃得更好。

乳汁中的DHA与妈妈摄入的DHA成正比，所以如果妈妈摄入的DHA不够，不仅乳汁中DHA含量不够，而且还会造成妈妈自身的DHA缺乏，从而引起妈妈自身脂肪代谢障碍及其他问题。

保证哺乳期妈妈每天摄入100毫克的DHA是最低的要求，妈妈可以从表10.1所示的方案中选择一种补充DHA。注意，每种方案都以1周为单位计算，这样平均每天DHA的量都能符合要求，每天的膳食可以互相替换。

表中我推荐了三种膳食方案，虽然DHA本身只能来自动物性食物——主要是深海鱼类，但我在表格里还推荐了部分植物性食物，比如核桃、亚麻籽这类坚果和种子类食物。因为人体需要的脂肪酸并不是DHA本身，而是欧米伽3脂肪酸和欧米伽6脂肪酸（欧米伽6脂肪酸极少有人缺乏，因此不展开细说），而欧米伽3脂肪酸本身最多的来源就是亚麻籽、奇亚籽和各类坚果中的亚麻酸。

表 10.1 补充 DHA 的膳食方案示例

饮食方案	纯膳食方案	半海鲜半补剂方案	半植物半补剂方案
周一	三文鱼 50 克	三文鱼 50 克	亚麻籽 20 克
周二	亚麻籽 10 克	含 DHA 藻油	含 DHA 鱼油
周三	核桃 50 克	深海鳕鱼 100 克	核桃 50 克
周四	青口 100 克	含 DHA 藻油	含 DHA 鱼油
周五	奇亚籽 20 克	青口 100 克	鸡蛋 50 克
周六	沙丁鱼 100 克	含 DHA 藻油	含 DHA 鱼油
周日	鸡蛋 50 克	含 DHA 藻油	核桃 50 克

欧米伽3脂肪酸之所以是必需脂肪酸，归根结底也是因为它是合成大脑皮层和视网膜的主要成分——DHA的原料。妈妈也许会问，那我直接吃亚麻籽油或者核桃油不就行了，为什么还要吃各种深海鱼呢？主要因为亚麻酸本身在人体内转化成DHA的效率很低，所以即使妈妈天天吃亚麻籽油和核桃油，转化的DHA也不会很多，反而很可能因为吃下去过多的油脂（它们热量很高）而身体胖了一圈。而且，亚麻籽油和核桃油是冷榨油，含有很多植物化学物质，本身略带苦味，烟点低，也容易氧化，价格还非常高。以上种种因素都决定了它们并不适合家庭日常烹饪使用，仅仅适合取少量用来拌凉菜，所以每天仅依靠植物性食物来摄取足够的亚麻酸并不可行。

DHA被营养学界认为是应当直接补充的一种脂肪酸，直接吃深海鱼和一些富含DHA的水产品，才是能高效率获得这类脂肪酸的办法。

但是细心的妈妈可以从表10.1中看出，我并没有1周都推荐吃深海鱼，主要因为这类食物本身有重金属污染的风险（并不代表一定被污染，若选择高质量的产品还是可以放心食用的）。即使是合格的产品，也最好控制在1周食用不超过3次以避免累积性的污染问题。在上述纯膳食补充DHA的方案里，我把深海鱼和甲壳类食物的推荐食用频次限制在了每周3次。

通过膳食补剂来获取DHA可以说是一种高效而方便的办法。毕竟在上述推荐的膳食中，除了坚果和种子是比较容易保存和食用的，各种深海鱼和甲壳类食物不一定是所有家庭都喜欢且容易购买的。所以针对这种情况，我特地推荐了海产品配植物来源的含DHA藻油，以及坚果、种子配深海鱼来源的含DHA鱼油两种折中方案，让不喜吃深海鱼的妈妈也有其他选择。但是这三类膳食方案的宗旨都是在1周内吃够DHA，并保持了植物来源和动物来源的平衡。

无论是藻油DHA还是鱼油DHA，主要的成分都是一样的，仅仅是来源不一样，而之所以在吃海产品那一组推荐食用含DHA藻油，也是秉承尽可能少选择同一种食物来源以规避某些重金属污染的累积风险的宗旨。这类补剂已经应用很长时间，是膳食之外最可靠的补充方法，妈妈可以放心选择。

❤ 哺乳期妈妈怎么吃可以增强宝宝免疫力

如果说宝宝的自身免疫力是他们的"防火墙"，那么由于早期的"防火墙"还在修建过程中，比较脆弱，所以来自妈妈的保护力是很重要的，而这个保护力就跟妈妈的身体状况和饮食有一定关系。妈妈想知道如何调理身体、调节饮食来增强这个保护力，就要知道这个保护力来自哪里，以及它是如何通过自己对宝宝发挥作用的。

第一类是来自母乳中的免疫球蛋白。顾名思义，这就是以初乳中丰富的乳铁蛋白为代表的一类免疫球蛋白。可以把它们理解为妈妈体内分泌的"外来免疫力"，用来增强宝宝尚不完善的免疫系统。其中最重要的就是IgA类，它们发挥免疫功能的方式有很多，其中一种就是在宝宝的肠道内抑制大肠杆菌黏附于肠道壁，从而削弱这种菌的致病性。可见，如果宝宝没有得到这类来自外界的免疫球蛋白的辅助，而仅凭一己之力去制造这些能抵抗有害菌的蛋白质，有多么费力。

第二类是来自母乳中的菌种。母乳不仅是免疫球蛋白的好来源，也是有益菌的好来源！哺乳的过程是带菌的，所以这些菌通过母乳进入宝宝体内，是对宝宝肠道菌群的一种培养。在健康宝宝的肠道中，有一种优势有益菌，就是比菲德氏菌种（也叫双歧杆菌）。如果这种菌群数量不够，就会导致宝宝肠道菌群不平衡，使宝宝肠道壁的完整性，以及营养吸收和对抗有害菌的能力受损，呈现出来的症状就是营养吸收不良、消化不良、胀气、拉肚子、湿疹、"上火"、过敏反应以及容易感冒。别看这些都是小毛病，但对宝宝和爸爸妈妈的生活会造成很大的干扰。

这里顺便提及一类与饮食无关的因素，就是来自自然界的有益刺激，这个刺激其实就是宝宝天性中对外面世界的探索行为。我们都知道，细菌无处不在，就连呼吸的空气、吃饭用的餐具都带细菌，但我们在绝大多数情况下不会生病，这不仅是源于免疫系统的防卫，更重要的是我们体内对绝大多数的环境常见菌都有了抗体，所以才能与它们长期和平共处。

对待宝宝也需要有同样的态度，让他们自由探索环境，不要给予过度的干预，比如手时时刻刻都要消毒，餐具必须保证完全无菌，一刻也不让孩子吸吮手指或者咬玩具等。在平时，养成饭前便后洗手、定时消毒玩具的习惯就已经足够了，宝宝吃吃手指，咬咬玩具（尤其在口腔敏感期和出牙期很常见），对他们建立良好的环境免疫力是很有帮助的。

知道了宝宝的后天免疫力获得的几个途径，接下来就说说妈妈如何通过饮食才能在后天免疫力方面予给宝宝足够的保护。

- 不要让体重超重，尤其要严格控制体脂。在讲述母乳中的菌群时也说过，科学家已经发现，超重妈妈（BMI>25）的母乳中菌群的丰富程度要比不超重的妈妈更小。这就说明了超重妈妈因为自身脂肪囤积较多，自己的肠道菌群也处于亚健康状态（肠道菌群能双向调节体脂），所以传递到母乳中的益生菌也就更加少了，宝宝能获得的后天免疫力将大打折扣。这个发现颠覆了不少中国妈妈的认知误区：觉得自己吃得胖胖的才能生下健康壮实的宝宝。而事实上，只有妈妈自己的体重健康才会有健康的宝宝，这才是合理的逻辑。
- 少吃加工食品，多吃新鲜蔬果。与体重的原因类似，妈妈的饮食丰富程度会直接影响自己肠道菌群的健康。加工食品缺乏植物化学物质，营养成分种类有局限，还普遍缺乏膳食纤维（这是肠道菌群的食物），这些都不利于肠道益生菌的生长。
- 尽可能不用抗生素。抗生素杀菌，自然也会"滥杀无辜"，把肠道里的益生菌杀死，所以在孕期和哺乳期都要慎重使用哪怕是很安全的抗生素。
- 补充益生菌。因为母体中肠道菌群的多样性直接与母乳关联，所以妈妈补充肠道益生菌，宝宝就可以从母乳中获益。但是并不是所有妈妈都需要补充益生菌，对于免疫力正常、体重标准、饮食科学的妈妈，通常都有着健康的肠道菌群，所以也不需要额外补充；而对于体重超重、饮食习惯不佳（平日饮食偏重加工食品，或者严重缺乏新鲜蔬果），或者曾经因病密集使用过抗生素的妈妈，适当补充益生菌补剂，或多吃富含益生菌的各类发酵食物是十分有利的。

❤ 传统的"下奶饮食"靠谱吗

因为孕期的特殊性和重要性，早在营养学还没有起步的古代，坊间就已经有各种"神通无比"的饮食偏方来帮助妈妈下奶和滋补身体了。因为这种沿用已久的偏方深入人心，尤其在老一辈的人心中更是属于价值极高的饮食典范，所以也被很多"月子中心"拿来作为养生派哺乳期套餐。下面我就从营养学的角度来分析一下，这类民间传统的"下奶饮食"究竟靠不靠谱。

我用一个月子中心给出的传统月子餐的几道菜作为范例，来分析一下这类饮食是不是适合哺乳期：麻油鸡、甜糯米粥、红糖米酒炖蛋、油饭、香煎银鳕鱼、花生猪蹄汤、蔬菜。

首先，从特点上来看，这类传统月子餐都有两个重点食材：米酒和麻油。过去有米酒利于下奶的说法，所以民间非常注重使用这个含有酒精的食材。但其实哺乳期吃含有酒精的食物，在西方营养学看来是非常不合理的，它认为在孕期和哺乳饮用酒精要绝对禁止。这是因为酒精在孕期能通过血液输送给宝宝，在哺乳期一样可以通过乳汁传递给宝宝，而且它能轻松穿过宝宝的血脑屏障（保护大脑的一道致密的血管网），从而影响宝宝的大脑发育。有的妈妈觉得月子里用的米酒都是低度数的，而且煮沸了很久应该没多少残留了，说不定剩下的成分就是有利于下奶的了！事实上，酒精的挥发绝对不是描述中"煮一煮就没了"从1到0如此简单的过程。有不少化学实验指出，要想真正完全去除米酒中的酒精，需要煮沸超过1小时！如此一来，我们回头看看那些富含米酒的炖蛋汤羹，其实酒精含量并不能简单地认为近似于零。可能妈妈仅仅是觉得"喝不出酒味来"，但那少部分的残留一定会影响宝宝。所以对于富含米酒又是短时间烹饪的食物，尽可能不要纳入哺乳期的饮食中。再说，我们前面讲过，下奶的主因从来都不是妈妈的饮食，而是宝宝吸吮的时间和次数，所以妈妈没有必要去冒这个风险让宝宝承受酒精的伤害。

相比起米酒，麻油则并没有太大问题。麻油本身的脂肪酸构成确实比较适合妈妈选择，它的单不饱和脂肪酸和多不饱和脂肪酸含量较高，而且它还含有很多其他的营养素，比如芝麻素、芝麻林素、植物甾醇等。因为其中的植物化学物质对热的耐受比较低，所以在产后的低温烹饪（比如蒸、煮、凉拌）中适量使用麻油是很好的，油炸、烘焙、煎炒等高温烹饪方式并不适合使用麻油。但是，也没有必要因为麻油好，就顿顿用它烹饪，甚至特地吃过量。再好的油脂也是油，每克的热量高达9千卡，而且人体对必需脂肪酸的需求是很有限的，吃过量的油脂并不会起到多补充营养素的作用，反而会摄入太多热量，增加变胖的风险。因此在产后的饮食中，油脂依然需要妈妈根据自己的热量需求来决定，不能随意增多。

其次，其他菜肴的食材虽然都符合营养搭配的基本要求，但依然存在"蔬菜过少而热量过剩"的问题。尤其是充满油脂的猪蹄汤、油饭以及麻油鸡的重复搭配，不仅热量高、营养素少，而且可能会给妈妈的乳汁带来过多的油脂，适得其反地造成乳腺堵塞的问题。所以建议减少这类油脂过多的菜肴，把其中的饭一半改成清淡的谷物或者豆饭，把猪蹄汤改成少油的蔬菜汤才是更合适的做法。要知道，在当前食物高度发达的时代，新鲜蔬果丰富多样才叫真滋补，而过去浑厚油腻的滋补理念早已成了囤积脂肪引发代谢障碍的推动剂。

传统月子餐的最后一个问题就是快消化碳水化合物过多而蔬菜不足。比如安排甜糯米粥就有"催肥"的风险。它用了游离糖加糯米（含有快消化淀粉）的高糖组合，所以其最大的两个"功效"就是：快速升高血糖和让妈妈感受吃甜食的爽快。偶尔当零食吃吃无可厚非，但是刻意安排进日常餐饮就不合理了。再像红糖米酒炖蛋，除了有酒精这个"硬伤"，它含有的红糖这种游离糖也是一个健康隐患。尽管传统认为红糖是补血暖身的食物，但它依然属于不折不扣的游离糖。不建议哺乳期的妈妈每天都吃这类加了糖的甜品，尽可能把这类甜品的量限制在1周2次是合理的。

通过对传统月子餐的分析，各位妈妈应该了解了，在选择月子餐的时候，需要用以下4个标准来审核月子餐是不是合理：

- 餐食中不含有酒精（哪怕号称煮熟了）。
- 餐食中没有过多油脂。
- 餐食中没有过多快消化碳水化合物。
- 餐食中蔬菜的量达到了每天500克。

如果这4个标准都达到了，月子餐的质量通常不会差到哪里去，这才是值得妈妈选择的月子餐。

第 11 章
配方奶——你该了解的营养真相

母乳是妈妈给宝宝最好的天然食物,但我们也能理解因为种种不得已的原因选择用配方奶喂养宝宝的妈妈,即使不需要哺乳,这部分妈妈也应该遵循产后营养饮食的标准,让自己的身体恢复和调理得更好。本章将全面解析婴幼儿配方奶,让妈妈学会读懂配方奶配方、识别配方奶广告用词,在琳琅满目的配方奶产品中,理性买到性价比最高的配方奶。

❤ 为什么配方奶会被发明

在食品科学领域,制作配方奶是一个巨大的挑战:它不仅在营养方面需要做到跟母乳尽可能接近,而且要让配方奶更契合宝宝的动态营养需求(所以配方奶的配方是分阶段设计的),可以说,配方奶是食品工业中科学含金量最高的食品之一。

配方奶作为无法母乳喂养的宝宝的重要营养品,自然在食品营养创新中处于优先级别。目前更"紧跟科研",不仅仅注重营养素本身的添加,更积极探索宝宝对已知营养素之外的需求，比如益生菌等。很多妈妈会好奇，究竟是什么时候出现了配方奶；为什么在我小的时候听说母乳不够，用普通牛奶，甚至米汤喂养的孩子照样健康长大；现在配方奶的广告这么多，难道不是商业推动形成的"伪需求"吗？

这里需要简要介绍一下关于婴幼儿配方奶的发展史。在19世纪末之前，还不存在配方奶这个概念，对于实在无法母乳喂养的宝宝，确实是喝蛋白质含量较高的动物奶，比如牛奶、羊奶、驴奶长大的。动物奶虽然远远比不上母乳，但还算是一种能维持宝宝生存的营养品。

在过去物资贫乏的时代，如果妈妈因为某种原因缺乏母乳，宝宝依靠谷物汤羹也确实能勉强生存下去。这就是很多父母辈嘴里说的，米汤都能养活人。可见人类的确有着强大的生存和适应能力。但是这种有缺陷的早期喂养，会给宝宝日后的发育埋下一些健康隐患，比如贫血、个头矮小、缺乏肌肉、精力较差等问题。而随着科学的进步，人口寿命大幅度提高之后，"仅仅能养活"必然不再是健康生活的标准。因此妈妈的育儿理念也需要比父母辈的更进步，对待现代科学和传统经验，保持兼听则明的态度才更加合理。

到了19世纪末，婴幼儿配方奶的发展迎来了一个里程碑。化学研究的进步让人们知道了母乳和其他动物奶的"粗"成分竟然如此不同！因此开启了重新调配动物奶的加工法，继而有了所谓"配方基础粉"（蛋白质、脂肪和乳糖比例经过调整的乳粉）的新概念。相比于过去直接用动物奶喂养宝宝的方式，这个进步是很大的，但显然还不够精准，毕竟与母乳"粗"成分的相近仅仅能保证宝宝对热量摄取的效率提高了，但微量营养素与母乳的巨大差异依然是个鸿沟，因此进一步对维生素、矿物质的研究必然是制造更加合理的配方奶的关键。到2000年前后,配方奶中添加"脑黄金"DHA又是一次巨大的进步。而如今DHA和ARA这两种脂肪酸已经被写入"中国国家标准"中,成为一类"可以选择添加"的营养素,如图11.1所示。科学的发展一定会带来产品配方的改革。

GB 10765—2010

可选择性成分	指标				检验方法
	每 100 kJ		每 100 kcal		
	最小值	最大值	最小值	最大值	
二十二碳六烯酸/(%总脂肪酸)[b,c]	N.S.[a]	0.5	N.S.[a]	0.5	GB 5413.27
二十碳四烯酸/(%总脂肪酸)[b,c]	N.S.[a]	1	N.S.[a]	1	GB 5413.27

[a] N.S.为没有特别说明。
[b] 如果婴儿配方食品中添加了二十二碳六烯酸(22:6 n-3),至少要添加相同量的二十碳四烯酸(20:4 n-6)。长链不饱和脂肪酸中二十碳五烯酸(20:5 n-3)的量不应超过二十二碳六烯酸的量。
[c] 总脂肪酸指 C4~C24 脂肪酸的总和。

图11.1 《食品安全国家标准婴儿配方食品》中对于DHA(二十二碳六烯酸)和ARA(二十碳四烯酸)的规范

可以看出,婴幼儿配方奶并不是一个商家营造的噱头,而确实是为无法母乳喂养的宝宝提供的一种合理的人工营养补剂。它不能替代母乳,但却是除母乳之外宝宝的重要营养品。妈妈一定要认清这个事实。

❤ 如果选择配方奶,你应该学会这些

既然选择了配方奶,当然就要选择最合适自己的。最优的选择并不一定是最贵的选择,而是最适合自己经济条件和营养标准的选择。做好配方奶的功课,不仅能让妈妈给宝宝做出最优的选择,而且因为配方奶的价格较高,

做好功课也一定能帮助妈妈读懂配方奶的广告和配方,避免盲从跟风,确保买到性价比高的产品。

营养成分表一定要懂

什么是营养成分表?营养成分表就是显示该食品包含的营养素成分及其含量的表,它能直接反映这个食品含有多少关键的营养素。营养成分表是一个很长、很详细的表格,它被要求在所有婴幼儿配方奶产品包装上明确标注,如图11.2所示。

项目	单位	每100千焦	每100克	每100毫升
能量	千焦	100	1881	270
蛋白质	克	0.78	14.7	2.1
脂肪	克	0.93	17.5	2.5
亚油酸	克	0.11	2.01	0.29
碳水化合物	克	2.92	54.9	7.9
维生素				
维生素A	微克视黄醇当量	24	443	64
维生素D	微克	0.47	8.8	1.26
维生素E	毫克α-生育酚当量	0.38	7.2	1.04
维生素K_1	微克	1.38	26	3.7
维生素B_1	微克	17.8	334	48
维生素B_2	微克	33	624	90
维生素B_6	微克	14.2	267	38
维生素B_{12}	微克	0.068	1.28	0.18
烟酸	微克	139	2610	375
叶酸	微克	3.42	64.4	9.2
泛酸	微克	107	2006	288
维生素C	毫克	2.98	56	8.0
生物素	微克	0.50	9.4	1.35
矿物质				
钠	毫克	6.9	130	19
……				
(限于篇幅,其他矿物质不在这里标注)				

图11.2 婴幼儿配方奶的营养成分表示例

营养成分表中体现了婴幼儿配方奶产品中营养素配比的情况。各营养素的配比，原则上是根据宝宝每个阶段对营养素不同的需求制订的，针对早期阶段的配方奶会尽量接近母乳，而针对幼童阶段的配方奶则更像是一种营养均衡的乳品，帮助宝宝全面发育。其实，妈妈不用过多操心，因为"中国国家标准"已经对婴幼儿配方食品有了非常严格且细致的规定，所以只要是合格的婴幼儿配方奶，都能满足婴幼儿基本的营养需求。

配料表也能表达一些信息

配料表显示配方奶都是用什么材料制成的，比如乳清蛋白粉、脱脂奶粉、植物油等，如图11.3所示。这个配料表清楚地显示该婴幼儿配方奶中的植物油来自菜籽油、葵花籽油、椰子油。

配料表

脱脂牛奶、乳糖、浓缩乳清蛋白粉、低聚半乳糖（GOS）、脱脂奶粉、无水奶油、植物油（菜籽油、葵花籽油、椰子油）、多聚果糖（polyfructose）、花生四烯酸油脂（ARA）、金枪鱼油（DHA）、牛磺酸、5'-尿苷酸二钠、5'单磷酸胞苷、5'单磷酸腺苷、5'-肌酐酸二钠、5'-鸟苷酸二钠、左旋肉碱、碳酸钙、硫酸亚铁、硫酸锌、硫酸铜、硫酸锰、碘化钾、亚硒酸钠、L-抗坏血酸、L-抗坏血酸钠、棕榈酸维生素A、维生素D_3、dl-α-醋酸生育酚、dl-α-生育酚、烟酰胺、D-泛酸钙、盐酸硫胺素、盐酸吡哆醇、叶酸、植物甲萘醌、D-生物素、肌醇、氰钴胺、乳化剂（磷脂）、酸度调节剂（氢氧化钾）。

图11.3 婴幼儿配方奶的配料表示例

之所以妈妈也需要关注配料表中脂肪的信息，是因为每种配方奶的脂肪来源不一定是一样的。比如，"中国国家标准"规定，婴幼儿配方奶不允许使用氢化植物油，而添加的月桂酸和肉豆蔻酸这两种饱和脂肪酸也不能超过总比例的20%。这个规定是为了保证在婴幼儿配方奶中脂肪有足够多的单不饱和脂肪酸和多不饱和脂肪酸，从而为宝宝的发育护航。又比如脂肪按来源分植物性脂肪和牛奶的天然脂肪（乳脂）两种。部分配方更加优化的配方奶会选用天然脂肪（乳脂结构更易于吸收）。因为乳脂的来源目前是配方奶改良和商家宣传的重点，所以通过对配料表的认知，妈妈可以对各种配方奶产品有更深层的了解，从而辨别五花八门的广告语，做出理性的选择。

只看配料表，虽然无法知道各种物质添加了多少，却能看出这款产品里有没有我们不想要的东西，比如蔗糖、麦芽糊精、淀粉、香精等添加剂。尤其是针对1岁以上幼儿的配方奶，蔗糖和香精（包括天然香精）都是非必需的添加剂。宝宝在3岁以前，是培养味觉和良好饮食习惯的黄金期，如果这个时期过早地用人工添加的甜味和香味去引导他们，就可能让宝宝从小对吃充满糖和香精的食物习以为常，这对他们将来保持合理体重和牙齿健康都是非常不利的。

配方奶的产地需要留意

配方奶的产地主要提供给妈妈两方面的信息，一个是奶源（世界上好的奶源产地其实并不多，其中包括欧洲的荷兰和法国这两个气候宜人且农业发达的国家，大洋洲的澳大利亚和新西兰，以及我国的内蒙古地区）；另一个是产品的加工地。配方奶是个名副其实的"高科技"食品。我此前一直在悉尼从事食品与营养法规咨询工作，因此非常熟悉各地的法规和营养要求，婴幼儿配方奶，无论是从食品安全，还是从营养配料的选择来说，要求都是最多、最严格的。因此对这类特殊的配方产品，选择有口碑的大品牌，尤其是历史悠久的生产厂商是很重要的。毕竟这类食品的制造和研发门槛较高，尤其需要有强大的科研能力才能研发出一款配方先进且具有竞争力的产品，因此妈妈对配方奶背后生产厂商的科研能力多做一些功课是有必要的。

配方奶的食品安全问题

配方奶在还未开罐的时候，因为没有受到外界水分和杂菌的污染，所以可以在不需要任何防腐剂的情况下储存长达9个月甚至更久；它依靠奶粉本身含水量极低的特性来保质。当然，越新鲜的产品营养素流失的风险越小。而配方奶一旦开罐，保质期就只剩下1个月，并且需要严格避光保存，夏天还需要放在冰箱里才能保证质量尽可能不受损。

之所以开罐后保质期大大缩短，不仅是因为奶粉接触到外界带菌环境后存在食品安全的问题，而且因为配方奶中添加了很多营养物质，开罐后这些营养物质与外界空气接触，会发生各种氧化反应，从而无法保障其中营养成分的稳定性。开罐后必须要在1个月内喝完，对于全配方奶哺喂的宝宝来说还算轻松；但是对于那些实施混合喂养的宝宝就麻烦了。因为母乳供给在宝宝饮食中占主要部分，作为配角的配方奶（一般900克）在1个月内很难被喝完。所以，除了可以购买更小包装的配方奶，我还给妈妈支个招——利用1个月内没能及时喝完的配方奶给宝宝做辅食。

蛋黄溶豆是一种适合8个月龄以上宝宝的日常辅食，做蛋黄溶豆就可以用到配方奶。蛋黄溶豆的配方是：蛋黄3个+柠檬汁5滴+配方奶45克（平均每个蛋黄用15克，也就是1平勺）。此外，妈妈可以根据宝宝的口味，选择添加纯椰子粉、肝粉或蔬菜粉等增加味道和营养。

蛋黄溶豆的做法很简单，就是把上述材料混合均匀，用手持搅拌器稍微打发（如果不用电动打发器，会做出比较扁塌的溶豆，但是不影响食用），然后放进裱花袋中挤出大概小纽扣大小的溶豆，放入烤箱用中等的上下火140℃烤15分钟（根据自己的烤箱情况调整）。可以看到，这个配方不仅能消耗很多配方奶，避免其1个月后喝不完而不得不被扔掉的尴尬，而且这个配方里没有糖和盐，所以是很合适小月龄婴儿（6～8个月）的。在这里提醒妈妈一下，适量的油脂，尤其是适量的植物油和鱼油对宝宝是有利的，因此不需要刻意避免，只有糖和盐的添加才是需要严格控制的。这个配方的蛋黄溶豆我儿子一直吃到3岁多还非常喜爱（2岁以后就不需要喝配方奶了，可以换成普通奶粉）。

除了保质期问题，配方奶还有另一个操作安全方面的问题需要注意，那就是冲配的温度和冲配好后放置的时间。通常来说，因为配方奶中含有很多不耐高温的营养素，所以建议冲配温度不能高于70℃；而对于一些加有益生菌的配方奶，则不能用超过55℃的水冲配，否则过高的温度会杀死其中的益生菌而削弱配方奶的价值。所以，具体用多少度的水冲配，需要妈妈仔细阅读配方奶包装上的指示。通常来说，不含有益生菌的配方奶用60～65℃的水冲配，而含有益生菌的配方奶用45～50℃的水冲配才是合适的。

与过去的配方奶相比，如今的配方奶在食品安全方面已经做到很严格的检测，比如曾经让一些宝宝得病的阪崎肠杆菌就是存在于配方奶中的，如果冲配水温达不到70℃，就会对宝宝产生危害。而现在此菌已经被列为国家标准配方奶需要严格检测的项目，因此购买大品牌的高质量奶粉，就能很有效地避免它的威胁。如今不必为了杀菌而提高冲配水温，也就避免了高温对营养素造成的额外损失。

那么冲配好的配方奶能放置多久呢？通常来说，如果宝宝还没开始喝，那可以在室温下放置不超过2个小时，若室温较高（30℃以上），则不应超过1个小时，放进冰箱则可以保存1天。喝之前建议用水浴加热法加热配方奶：

就是把奶瓶放在温度略高于50℃的温水中来加热配方奶，而不要用微波炉直接加热，以免局部过热破坏营养物质。

如果宝宝已经喝过了但是又没能一次喝完，通常应该丢弃不要，除非两次喝奶之间的时间间隔只有几分钟，那还能继续饮用。因为宝宝的口腔是一个带菌的环境，只要接触了配方奶，细菌就开始在温度适宜且充满养分的奶中生长并迅速繁殖，所以妈妈尽可能不要冒这个险。

❤ 混合喂养——或许是一种折中的好办法

配方奶究竟怎么使用才是合理的呢？以下总结了一些常见的问题来为妈妈一一解答。

Q1：配方奶这么有营养，那母乳喂养宝宝的时候加点配方奶合适吗？

如果妈妈的母乳足够，那就完全不需要配方奶。配方奶的营养再多、再花哨，也都是在模仿母乳，如果有了充足的"黄金口粮"，完全不需要再用人工营养剂加强。而母乳唯一缺少的营养是维生素D，这其实就是鼓励妈妈带宝宝多晒太阳的"天然设计"。若是在连续阴雨和日晒不足的日子，母乳喂养的宝宝每天额外补充200个国际单位的维生素D就够了，不需要再画蛇添足用配方奶来补充。

Q2：母乳不足，用配方奶补充可以吗？

可以，但是母乳不足本身可能是个伪命题。如果妈妈决定要用母乳喂养，那请先按照我前面罗列的知识点来逐一排除母乳不足的问题，然后学习正确哺乳的方式，同时保证宝宝吸吮的频率（用吸奶器的妈妈可以想办法增加吸奶次数），就不会存在母乳不足的问题。

那些工作忙碌需要上班的职场妈妈，因为吸奶频率不够而导致母乳不足时，是可以用配方奶补足的。但是需要提醒这类妈妈，因为配方奶十分便利，可能会导致妈妈更加疏于吸奶和母乳亲喂，从而进一步减少刺激乳房，减少母乳的产出，所以请这类混合喂养的妈妈要制订好自己的母乳喂养计划，保持想要的量，避免单纯因为配方奶方便而减少了母乳的喂养量。

Q3：**用母乳一次喂不饱，可以追加配方奶吗？**

可以，但是不鼓励这么做。与上面的问题是同样的原因，一次喂不饱的情况多见于妈妈本身哺乳姿势不对或者乳腺堵塞，而正常情况是宝宝吃饱了会自己停止吸吮。所以，可以这样理解，除了妈妈本身的病理原因，没有真正的所谓"奶水不足"的情况。而如果宝宝确实吸不出奶又一直哭闹，妈妈需要先排除是不是自身的病理原因导致的，然后再看看有没有上述喂养方式的问题。不建议妈妈们在一开始就急于用配方奶追加，因为如果在母乳稍微不足的时候就直接追加配方奶，非常不利于宝宝对母乳喂养的自然反应，会降低宝宝吸吮的欲望，甚至抗拒母乳（毕竟吸吮难度大），进一步恶化妈妈奶水不足的问题，甚至最后导致被迫放弃母乳喂养。

配方奶相比母乳，它提供的饱腹感通常会久一点，每次喂养的量不太好控制，很容易使宝宝一次喝太多而增加超重的风险。

所以，在母乳喂养的情况下，宁愿少量多喂几次，也尽可能不要追加配方奶。因为一旦妈妈乳腺通了，也掌握了正确的喂奶姿势，就会发现亲喂真的非常轻松，又省力又省钱；而宝宝也会因此得到最大的健康益处，在生命初期免受很多疾病的困扰。所以妈妈一旦决定母乳喂养，就必须顶住一开始的压力。

Q4：因为妈妈有一些疾病而无法母乳喂养，会对宝宝不好吗？

如果妈妈有某些能母婴传染的疾病，那么请在产前就与医生沟通好，看能不能做到母婴阻断的医学干预。比如很多携带乙肝病毒的妈妈，通过一定的医学干预，是可以完成正常哺乳的。

退一步来说，如果实在因为一些原因不能母乳喂养，那么选择一款好的配方奶也是妈妈对宝宝的精心付出，一样值得尊敬；所以不必为此背上不必要的心理包袱，更不要因此自责。

总体来说，选择符合国家标准、质量过关、营养素足够全面和先进的配方奶，不会对宝宝产生什么明显的负面影响。一些可能出现的小毛病，比如宝宝对配方奶的口味不适应、便便稍硬、偶尔出湿疹、有肠绞痛等问题，都是可以解决的，也不会对宝宝有什么不可逆的影响。

Q5：母乳喂养时，用吸奶器吸出来再喂养宝宝合适吗？

虽然通过这个过程喂的母乳不如亲喂那么"新鲜"，但依然很适合坚持母乳喂养的妈妈，同时不会影响宝宝的营养吸收。母乳吸出来之后，无论是冰箱冷藏24小时，还是冷冻2个月都是很安全的，营养素几乎不会有什么损失，而仅仅是失去一些活菌和部分不稳定的免疫球蛋白。这里要注意的是，因为冷冻的原因，母乳中的脂肪和水可能会分层，解冻后口感有一定的变化，只要宝宝不介意就没有任何问题（有的宝宝比较敏感，会抗拒冻过的母乳）。

在用吸奶器的时候需要注意储存的安全问题。吸出的母乳如果能短期内喝掉，可以放进消过毒的奶瓶里。如果需要储存，则可以在冰箱（0~4℃）放置24小时。如果需要冰冻（-18℃），最好先放进专门的消过毒的母乳冰冻袋中，记录好存放的时间，使用时遵循先进先出的原则，冰冻的母乳最多可以存放2个月（母乳一旦解冻，就不可以复冻了，需要加热后一次喝完，多余的应当丢弃）。

所以在母乳充足的时期，妈妈多吸出两个月的奶储存起来是没问题的，这样可以变相延长宝宝的哺乳期。

Q6：哺乳期需要持续多久，配方奶又要喝到什么时候呢？

对于母乳喂养的宝宝，如果妈妈和宝宝都适应并且妈妈愿意，自然离乳是一个非常好的选择。哺乳期可以持续到宝宝2岁都是没有问题的，这也是一个选择了自然离乳的妈妈常见的时间点。

考虑到妈妈产后复工等实际情况，世界卫生组织的母乳促进协会推荐，至少保持6个月纯母乳喂养，以及保持1年的哺乳和辅食一并喂养。这是适合绝大多数家庭的最现实，也相对容易完成的选择，哪怕在妈妈复工后，通过电动吸奶器把母乳吸出并冷藏/冰冻，也是可以做到的。

如果是纯配方奶喂养，"断奶"时间与母乳也是一致的。

宝宝1岁以内，选择相应阶段的配方奶（6个月后需要配合辅食）；宝宝1岁以后，如果有条件而且妈妈也愿意，可以选择使用高阶段的幼儿配方奶继续喂养宝宝到2岁都是没问题的；如果没有条件继续用配方奶喂养，可以在宝宝1岁以后，用全脂牛奶（低脂奶和脱脂奶只能在宝宝2岁以后使用）和正常的固体食物喂养宝宝，只要遵循科学的膳食搭配，也能给宝宝打下很好的健康基础。

所以从理论上来说，1岁以后的宝宝因为可以进食绝大多数固体食物了，所以母乳和配方奶都不再是必需品。但是考虑到大部分宝宝胃口较小，家庭配餐也未必能很均衡，通常我会推荐有条件的妈妈，无论母乳喂养还是配方奶喂养，都最好坚持到宝宝2岁。2岁以后，宝宝胃口变大，而且能接受的食物种类也大大增加了。如果孩子正常吃饭不挑食，则喝奶习惯可以保持跟成年人一样，比如每天喝1杯（300克）普通的纯牛奶。虽然宝宝2岁以后，可以喝低脂奶和脱脂奶，但是对于绝大多数饮食热量不超标的孩子，我依然认为全脂奶更加合适，而且口味也更好。

Q7：宝宝对配方奶过敏怎么办？

宝宝过敏，需要先诊断是什么原因导致的，这里只讨论牛奶过敏这种情况。

仅仅知道过敏并不能说明什么问题，只有真正了解宝宝是对哪种成分有不良反应，孕妈妈才能做出正确的选择。

对牛奶蛋白过敏是婴幼儿常见的症状，应对的策略就是转而使用属于"特殊医学用途婴幼儿配方食品"的婴幼儿配方奶。妈妈一定要留心这类配方奶产品是否严格被规划在"特殊医学用途婴幼儿配方食品"注册表名录上，受到国家特殊标准的监管——它既属于特殊医学用途配方产品，又必须符合婴幼儿配方奶的标准，所以要求极高而获批的产品也有限。曾经就出现过家长购买了非特殊医学用途的固体饮料误作配方奶给宝宝喝，引发佝偻病等严重问题。

此外，这里要额外提醒妈妈的是，并非所有对配方奶的不适应都源于牛奶蛋白过敏，另一个很常见的原因是乳糖不耐。婴幼儿的乳糖酶非常发达（因为母乳含有大量乳糖），因此乳糖不耐在婴幼儿身上很少见。但是依然有少数宝宝有乳糖不耐的问题，这时候就应该更换不含乳糖的特殊配方奶进行哺育。

❤ 技术流妈妈必备的配方奶营养爆点识别

作为无法纯母乳喂养的婴幼儿的"口粮"，配方奶基本的营养素符合宝宝发育需求是最低的标准。除此之外，其实有很多现代的营养科学在不断地对母乳进行探索，并把新的发现尽可能运用到配方奶中。下面就来介绍配方奶中特殊营养素的发展，希望能帮助到需要使用配方奶喂养宝宝的妈妈。

蛋白质体系

1. 乳清蛋白和酪蛋白

配方奶中的蛋白质有两种：乳清蛋白和酪蛋白。对于宝宝来说，乳清蛋白质地轻、易消化，而且占了蛋白质的60%以上（国家标准规定）。但是，这个比例在各配方奶中是有自由发挥余地的，比如在一些主打"好消化"的配方奶中，就会把乳清蛋白的比例增加到80%，甚至100%（只要不低于60%都是合规的），这样做的好处就是更易消化，但提供的饱腹感没有那么强。

而另一种占比较少的酪蛋白则质地比较"厚实"，它能提供给宝宝较强的饱腹感，而且促进钙吸收。它虽然含量比乳清蛋白少，但是对宝宝的健康有另一些值得探讨的影响。所以妈妈需要根据宝宝具体的消化情况来做合适的选择。

2. A1和A2酪蛋白

A1和A2酪蛋白目前在配方奶领域是个大热点，下面会以澄清知识点的方式来解析A1和A2酪蛋白的区别。

第一点需要澄清的是，酪蛋白的组成有A1和A2两种亚型，这是它天然的不同亚型。在不同品种（基因不一样）的乳牛的乳汁中酪蛋白的组成是不一样的，大多数品种的乳牛产生的都是混合了A1和A2两种酪蛋白的"传统"牛奶。所以，无论是A1还是A2酪蛋白，都是天然存在于牛奶中的，不用担心这里有转基因问题。

第二点要澄清的是，A1和A2酪蛋白在营养上并没有哪个更优质之说。它们在结构上的区别只是一个67号位置上的氨基酸不同，而正是这个氨基酸的差别让它们在人体消化道中被蛋白酶切割后的产物有了差异：A1酪蛋白被切割后产生了一种叫BCM-7的短肽链，这个短肽链不太普通的地方是它可能会对一些动物的消化道有某些不利的影响，但是目前尚未形成确凿的证据，因此不能直接认为A1酪蛋白不好；A2酪蛋白则不会产生上述那个短肽链，所以很多厂商认为A2酪蛋白是更加值得采用的亚型，于是就有了很多只有A2酪蛋白的精选牛奶产品。

妈妈想必还是会纠结，究竟要不要选择A2酪蛋白的牛奶给宝宝喝呢？答案是，如果经济条件允许，并且妈妈又非常介意那可能存在的区别，就可以选择只含A2酪蛋白的乳品。毕竟，只含A2酪蛋白的乳品除了价格贵点，也没有什么坏处。目前也并没有证据证明A1和A2酪蛋白混合的"传统"牛奶有任何弊端，因此妈妈依然可以放心选择。总而言之，一定要综合考虑自己的经济条件和宝宝的健康状况，避免不必要的纠结和过度的消费。

3. 水解蛋白

对于部分容易过敏的宝宝来说，任何蛋白质丰富的食物都可能会导致他们产生过敏反应。所以牛奶、羊奶，甚至母乳都可能会让宝宝过敏。而一旦宝宝对这类蛋白质过敏，就没办法顺利用这个奶源继续哺育了。通常的策略有两种：更换奶源或者采用水解蛋白配方奶。

对母乳过敏的宝宝是极少见的，我们不需要做过多考虑。而对牛奶等动物奶过敏的宝宝，首先可以考虑换一种奶源，比如对牛奶过敏，就选择羊奶或者大豆来源的配方奶。我要重点说说水解蛋白，水解蛋白又细分为部分（轻度）水解和完全（深度）水解两种。无论哪种，水解蛋白配方奶都属于上述说的特殊医学用途产品。特殊医学用途产品就是预先把奶粉中的蛋白质利用酶进行一次"预消化"，以降低这种完整的蛋白质进入宝宝肠道后会引发过敏反应的风险，而水解后的肽链和氨基酸是可以被宝宝轻松吸收的。

所谓部分水解和完全水解的差别就在于水解的程度不一样，对于轻度过敏的宝宝，通常用部分水解蛋白的配方奶就足够了。除了过敏宝宝，一些消化能力较差的小月龄宝宝，选择部分水解的配方奶对他们的消化也是有一定帮助的；可以考虑先用水解蛋白的配方奶保证他们消化的顺畅，然后再慢慢过渡到普通的奶粉。

而完全水解蛋白的氨基酸配方奶是把蛋白质完完全全变成了小分子氨基

酸，这是针对严重蛋白质过敏宝宝而设计的特殊医学用途配方奶。

对牛奶蛋白不过敏的宝宝选择这两类配方奶并没有额外的获益，反而可能因为降低了宝宝自身蛋白酶的活性，而削弱了他们本来对蛋白质的消化能力。而且，水解蛋白的配方奶因为工艺更加复杂，所以价格昂贵；水解过程还会改变配方奶的口味，所以对牛奶蛋白不过敏的宝宝就没必要选择水解蛋白配方奶了，尤其是完全水解的产品。

脂肪体系

配方奶当中的脂肪对婴儿的发育是至关重要的。在生命初期，脂肪提供了50%宝宝发育所需的热量。

这与宝宝特殊的身体构造有关。婴儿相较于成年人，体内含有更高比例的棕色脂肪，因此能比成年人更快地把脂肪燃烧成供生长发育用的热量并保持体温。在配方奶中，天然来源的乳脂比人工添加的植物油更贴近"天生营养"。这个秘密就在于来自乳汁（包括母乳和牛奶）的脂肪，其甘油三酯的碳骨架与植物油的碳骨架上的脂肪酸（SN-2位）是不同的，而这个唯一的不同点恰恰影响了脂肪在人体内吸收后被利用的程度以及对钙吸收的促进作用。

植物油来源的碳骨架是更加不利于吸收的，并且还会与钙形成不容易消化的产物——钙皂，最后的结果就是宝宝对有限的"口粮"吸收率不佳，产生了消化系统的不适，影响钙的利用。所以用配方奶喂养宝宝的妈妈在选择配方奶时，应该尽可能选择天然乳脂来源的脂肪制作的配方奶。

共生元体系

除了乳糖、脂肪和蛋白质，其实还有一类不太被妈妈熟悉的共生元体系，它是对宝宝免疫屏障的建立和消化吸收能力的发展起关键作用的因素。所谓"共生元"就是益生菌+益生元的组合，二者有时会被共同添加在配方奶中，来促进宝宝对营养的消化和吸收。探究益生菌和益生元到底对宝宝有没有帮助并不是一个简单的话题。

共生元本身并不是人体所需的六大营养素之一。它之所以会被认为有益身体健康，主要因为人体内某些部位（口腔、肠道）生活着很多对健康起着重要作用的微生物。食源性补充的益生菌就是一类对人体有益并且能活着存在于人体消化道内的菌群，益生元则可以理解为这类有益活菌的"食物"，因此共生元就是对肠道菌群有利的补充剂。

那么共生元究竟会对婴幼儿的健康起到什么作用呢？我们都知道，在婴幼儿早期发育阶段，最重要的一个过程就是免疫系统的逐步完善。令人吃惊的是，免疫细胞有70%都集中在肠道中。免疫系统不仅与宝宝对外界病原菌的抵抗力有关系，而且与宝宝食物过敏有重要联系。在婴幼儿早期的免疫系统发育过程中，消化系统是最主要的一个与免疫系统联系的途径，因此消化系统的健康直接关系到宝宝的抵抗力和过敏反应。

共生元在消化系统中占有一个极其重要的地位。益生菌的生长繁殖以及代谢会让有害菌"无容身之地"，它们会代谢一些在小肠中无法消化的营养物质，比如膳食纤维，进行发酵从而酸化肠道环境，抑制有害菌的生长繁殖，保护宝宝免受细菌的感染侵害。同时，益生菌还可以合成例如维生素K这类营养素，以及促进胆汁酸代谢和骨质合成等。因此，虽然共生元不是营养素本身，但是它能促进体内的营养素合成。妈妈千万不要小看这个营养素体内合成的过程，很多时候，我们之所以不容易缺乏某些营养素，并不是因为它们容易从食物中获得，而是因为我们体内有生成这些营养素的能力；一旦这个能力因为饮食或者其他原因被削弱，那就会大大增加缺乏这些营养素的风险。

维生素K是一个非常经典的例子。宝宝出生后，因为肠道处于无菌的环境，所以体内也没有内生的维生素K。这就是为什么宝宝出生后要打的第1针就是维生素K。而我们成年人却几乎很少听说过缺乏维生素K的情况，这就要托已经建立的肠道菌群的福了。当然，成年人也会有肠道菌群紊乱带来的营养素缺乏问题，这个就不属于本书的探讨范围了。如果母乳中或者配方奶中有这类促进肠道菌群建立的共生元体系，那它对宝宝的营养均衡将起着非常重要的作用。

益生元本身并不仅仅是益生菌的"口粮"，它被发现还能充当抗黏附抗菌剂来阻止大肠杆菌与肠黏膜的黏附，从而减少致病菌对人体的伤害。婴幼儿肠道本来就处于一个快速发育的阶段，因此肠道壁并不完整，所以才会有很多食物的蛋白质在没有被完全消化的时候就从宝宝尚未发育完整的肠道壁直接漏进血液里去。这也解释了为什么很多宝宝在出生后不久就发生了诸如湿疹、腹泻、食物过敏等典型的过敏反应，而往往在他们2岁的时候（也可能更大些）就自然痊愈，这正是因为随着宝宝的成长，他们的肠道壁逐渐完善，因此食物"漏进血液"的问题也就慢慢少了，自然就不会再发生过敏反应了。

所以沿用这个思路，妈妈从宝宝出生就尽力用合理的哺育方式维护他们的肠道健康，可以大大降低他们过敏的风险。

母乳之所以是当之无愧的宝宝的"黄金口粮",其中一个重要原因就是它含有天然而复杂的共生元体系。这个体系由两大部分组成:母乳低聚糖(HMO)和母乳中丰富的活菌。所以配方奶要想更加贴近宝宝的发育需求,添加共生元是个合理的进步,但也是个比较难模仿的关键点(虽然目前市面上也有配方奶开始逐渐加入这两类物质,但是复杂程度较低)。最佳的共生元体系,依然只有母乳能给予。所以,妈妈在选择任何婴幼儿营养补剂的时候,都应该用母乳中的营养体系作为衡量;母乳中的共生元体系是最复杂而特殊的组合,市面上所有标识"共生元"的产品并非都能提供给宝宝最贴近母乳的呵护。

选配方奶时如何看益生元的添加

目前被批准应用在婴幼儿食品(包括配方奶)中的益生菌数量不多,比较著名的有:乳双歧杆菌、鼠李糖乳杆菌、罗伊氏乳杆菌、嗜酸乳杆菌、发酵乳杆菌、乳双歧杆菌和短双歧杆菌。其中几个名字我们可能比较熟悉,因为常常出现在酸奶的发酵菌列表里,而其他不那么熟悉的往往是作为药用或者营养添加剂使用的。

举个例子,添加在配方奶中的某种短双歧杆菌,它起先被发现在母乳喂养宝宝的肠道中水平较高,于是配方奶的研发团队认为它是值得添加的菌种之一。它分离自健康婴儿的肠道菌种,经过一系列处理,最后以可长期保存活性的形式加入婴幼儿营养补剂和配方奶中。当然,这个添加的过程必须合于法规。这种益生菌种在2011年被列入中国的《可用于婴幼儿食品的菌种名单》中,说明它的安全性和健康获益都经得起推敲。这个菌种名单也可供想继续做功课的妈妈参考,它列明了目前允许被加入婴幼儿食品中的所有益生菌。较多的临床实验表明添加了短双歧杆菌的配方奶可以改善婴儿的肠道环境，调节免疫系统的平衡，改善皮肤、肠道和呼吸道黏膜的健康。因此，配方奶添加这类菌种确实是一个比较靠谱的加分项。

在配方奶中添加益生元要比添加益生菌更普遍，毕竟益生元是种更加稳定的碳水化合物（低聚糖），技术要求相对较低。但是因为母乳中益生元系统非常复杂，所以在配方奶中添加益生元绝不是简简单单加几种低聚糖就可以的。母乳的低聚糖总体来说很复杂，它是一种聚合程度较低的碳水化合物（比蔗糖多，但是比淀粉少），不能被宝宝的胃肠道消化，意味着它不像淀粉和糖一样给宝宝供能，这也正是它发挥健康功效的地方。因为它大部分会以膳食纤维的形式到达宝宝的大肠，在大肠中喂养定植的益生菌，被益生菌吃掉后产生一些小分子的有机酸。而大肠的酸性环境不仅可以抑制有害菌，更加重要的是，它能促进钙、镁、铁这类二价矿物质的吸收。

喂养宝宝最怕两点：一是怕宝宝不吃饭；二是怕宝宝吸收差。为了避免这些问题，除了要使宝宝养成良好的饮食习惯，提升宝宝的吸收能力与肠道菌群和膳食纤维有很大关系。宝宝的牙口基本还没有发育好，不可能跟成年人一样通过吃蔬果来补充大量膳食纤维，所以母乳的低聚糖就是宝宝最佳的膳食纤维来源，也可以称为最佳的益生元。

国产奶好还是进口奶好

婴幼儿配方奶产品很多，海淘和代购鱼龙混杂，是妈妈选购进口奶粉时最不放心的一个环节，而国产奶虽然在过去曾经经历过一些波折，但是随着国家在婴幼儿配方奶质量方面的严格把控，国产奶的质量已经得到了巨大的提升，甚至我国有些国家标准已经成了全世界最严格的标准。

婴幼儿配方奶的标准在每个国家都非常严格，我们也有自己的国家标准，而且是根据中国流行病学对中国人口营养调查得出的结论制定的，所以会比国外标准更顺应中国宝宝平时的膳食习惯，更着重补充他们可能缺乏的营养素，没有过度补充某些营养素的风险。比如在澳洲，给宝宝膳食中添加核桃油和肝泥都是比较少见的行为，但是这几乎是所有有经验的中国妈妈非常熟悉的操作，因此造成澳洲宝宝更加依赖配方奶和铁强化米糊来补充铁，而中国宝宝则会从肝泥中获得很多有益的矿物质。除此之外，饮用水中的矿物质也是影响宝宝营养素摄入的一个较大的因素。在中国因为水管的构成，饮用水中会含有较多的铜离子，而国外的水管含铜较少，所以给中国宝宝吃的配方奶对铜的要求就比较低。中国配方奶目前执行的国家标准是GB10765-2010，它与澳洲、新西兰、美国及欧盟国家的婴幼儿配方奶的标准会有微小的差异，但是总体来说都是有强大科学研究支持的"好标准"。

目前在市面上能够买到的婴幼儿配方奶有四种，每种各有优势和注意事项，适合不同的家庭选择。我在这里对它们做一个中肯的分析，妈妈需要根据自家的情况来综合考虑。

1. 国产品牌配方奶

就是本土品牌，在国内生产，但不等于所有原料都是国内原产的，比如非常多的本土品牌会选择使用海外奶源，进口到国内再进行加工；当然也有采用本土优质奶源地（比如内蒙古）的奶作为原料。近年来，随着我国食品营养科研的进步，本土品牌的配方奶在配方先进性上有了巨大的突破。这类产品只要是严格按照国家标准生产，就是非常可靠的；而且国产品牌的配方奶有个巨大的优势，就是性价比较高，尤其适合预算有限的家庭选择。

2. 海外品牌的国行奶

国行奶指在原产地特别按照出口国的婴幼儿配方奶的标准进行特殊生产配置，然后包装使用出口国的文字，并采用出口国要求的营养素标识格式（国外很多国家采用每100毫升单位制，而中国则常用每100千卡单位制）。所以很明显，国行奶就是"官方"进口的外国奶，改良了配方，更加适合中国宝宝，包装也更加易读明了，是一种值得选择的靠谱产品。

3. 纯海外代购的配方奶

纯海外代购或者通过海淘渠道购买的配方奶其实就是纯海外品牌的配方奶。这类配方奶的价格优势自然不必说，是目前国内非常多妈妈乐于接受的产品。中肯地分析，对于大品牌来说，它本身产品的安全性和质量都是有保障的，但妈妈选择时要注意，因为这类配方奶的标准（包括营养的添加和食品安全的执行标准）是符合生产国标准的，因此有可能与大部分中国宝宝的膳食习惯不搭配；而且，这种非常依赖海淘和代购的购买途径是没法保证产品安全性的。我建议，如果没有非常可靠的直购海外配方奶途径，妈妈还是选择国产奶或者海外品牌的国行奶为宜。

4. 国内品牌但是在国外生产的配方奶

这类配方奶之所以要额外提出来提醒各位妈妈，就是因为想让大家避免消费的误区。现在有不少这种形式的产品，它的工厂彻头彻尾是中国企业，但是它特地把原产地和加工地都放在海外知名奶源地，比如荷兰、澳大利亚、新西兰等。当然，这些工厂并不一定有问题，产品只要符合标准也可以选择。只是妈妈要注意，不要因为这些"长得像"纯海外配方奶，就把它们当作进口奶的国行版本或者纯海外品牌去购买。

介绍了这么多，就是希望妈妈不要仅仅因为配方奶的产地和广告就轻率做出选择，一定要结合品牌的科研实力、配方和营养强化重点、宝宝是不是适应以及自己的经济条件来综合判断选择。

❤ 牛奶和羊奶哪个更加合适

配方奶主要以牛奶作为来源。但是市面上也有很多特殊的配方奶，它们的来源可以是羊奶和大豆。因为部分宝宝对牛奶蛋白过敏，因此需要替换奶源或用植物蛋白来替代。

在第9章我们列了一个表来比较母乳、牛奶和羊奶中的营养素。从表中我们可以看出，其实牛奶和羊奶本身的营养素差别并不大。

羊奶的脂肪含量比牛奶稍高，胆固醇含量略低，但食源性胆固醇并未被科学实验证明会对人体产生负面影响，所以胆固醇并不是一种需要刻意降低的因素，大可不必因此而改喝羊奶。羊奶里维生素A含量较高，但即使这样，羊奶仍然不能作为一天维生素A的主要来源，配合正确的膳食摄入还是必要的。羊奶和牛奶最大的区别并不在于营养素，而在于蛋白质的组成。这点对于那些对牛奶蛋白过敏的宝宝来说是有意义的。

羊奶的优点

喝牛奶过敏的人改喝羊奶，确实可能改善过敏反应。因为羊奶当中含有非常低的alpha-S1酪蛋白，而这种酪蛋白被认为是牛奶中的一种致敏源。所以，如果婴幼儿对牛奶中的alpha-S1酪蛋白过敏，则换成喝羊奶确实会降低或消除过敏反应。但是牛奶当中并不是只有这一种过敏原，而在羊奶里，也含有其他有可能致敏的蛋白质，所以不能一概而论地说羊奶一定不会导致过敏。正确的方法是可以让对牛奶过敏的宝宝试着改喝羊奶，如果过敏没有改善，则不能认为羊奶规避了所有过敏的风险。

羊奶有个最大的特点就是它的酪蛋白是A2亚型，所以很多喝牛奶不耐受的宝宝或者成年人，改喝羊奶后，有可能觉得更加舒服。

有妈妈会问，如果真的是对A1酪蛋白过敏，那是不是换成A2酪蛋白的牛奶就可以呢？

是的，如果仅仅是对A1酪蛋白有不良反应，那选择仅含A2酪蛋白的牛奶就可以了，不一定要换成羊奶。

羊奶真的更容易消化吗？

这个说法是有一定道理的。其实说到难消化，主要就是指蛋白质和脂肪难消化。羊奶中的脂肪含量虽然比牛奶略高，但是其中大部分都是中链脂肪酸，而牛奶则含有相对较高比例的长链脂肪酸，因此羊奶的脂肪比牛奶更容易消化。此外，羊奶进入胃后，其中的蛋白质会因为胃酸而变性聚集，这个聚集程度也是比牛奶小的。所以如果是空腹喝羊奶，表现出的不适程度会比喝牛奶要轻一些。

羊奶的弊端

弊端一，羊奶比牛奶贵一些。

羊奶奶源比牛奶稀少很多，因此成本较高。妈妈可以去市面上瞧瞧，无论成人乳制品（UHT奶、巴氏消毒奶、复原奶、奶粉等）还是婴幼儿配方奶，羊奶绝对都是小众化的选择。

有经济条件的家庭可以"随心所欲"地去试羊奶，并不会有什么损失；而对于经济不宽裕或者不愿意做这方面尝试的家庭，如果对牛奶没有不良反应，完全可以选择经济实惠且容易购买的牛奶，而不必花大价钱去购买营养价值差不多的羊奶。而且，因为牛奶属于大众主流消费品，它在货架上的周期也会更短，也就是更新鲜一些。

弊端二，羊奶和羊肉一样，都有种羊身上特有的"膻味"。

主要原因是羊奶里特有的几种脂肪会散发这种味道。如果宝宝受不了这种味道，就不要选择羊奶了。

总之，羊奶和牛奶在营养成分上区别并不大。只是羊奶有其独特的蛋白质组成和脂肪酸比例，会比牛奶更容易消化，且致敏反应更低，羊奶中含量稍低的乳糖也能让轻度乳糖不耐的宝宝稍微舒服点。

对于婴幼儿配方奶，无论是羊奶奶源还是牛奶奶源，最终的营养成分都必须调配成接近母乳，没有太多自由发挥的余地。如果宝宝适应牛奶来源的配方奶，是不需要特地去喝羊奶的。

第 12 章
辅食——宝宝营养的第二个里程碑

终于,我们说到育儿的正式阶段了。饮食营养是牢记于心的理念而不是一种需要不断提醒的知识,更不是需要跟着食谱做饭的生涩举动。落实到宝宝的饮食上,妈妈会遇到很多新的挑战,比如辅食的顺序、营养的强化、零食的选择、宝宝的饮食习惯等。但请放心,这都是正常的。我们只需要不断学习和寻找应对的方式,就能摸索出一套最适合自己和宝宝的营养饮食方案。

❤ 辅食什么时候开始,比你想得宽松

首先,6个月以内的宝宝,牙齿都不一定长出来(通常是4~5个月会萌出下门牙),所以几乎还没有咀嚼的能力;其次,宝宝身体里的淀粉消化酶不能分泌出足够的数量,热量的主体来源依旧是母乳中的乳糖和脂肪,所以不能很快替代以米糊等辅食。对于半岁以前的宝宝,如果他们能轻松喝奶并喝饱的话,妈妈可以放心地进行母乳喂养,不用急着介入辅食。

但是对于一部分出牙比较早,而且对母乳需求日渐增长的宝宝,早在5

个月左右的时候,是可以慢慢介入一部分辅食的。正确、科学的辅食介入时间其实比妈妈想象的要宽松,通常最晚6个月时一定要添加含铁的食物,因为这时候就算宝宝喝母乳能喝饱,但是母乳中较少的乳铁蛋白已经不足以让这时的宝宝摄入足够的铁元素,所以辅食成为6个月龄以上宝宝的"刚需"。

- 4~6个月:部分宝宝已经准备好吃辅食,可以从自制的完全泥状的蔬菜泥(胡萝卜泥、绿叶菜泥、红薯泥),或者单纯铁强化的谷物糊(大米、燕麦)开始。这时候介入辅食主要是为了训练宝宝适应泥状食物,哪怕一天只能吃一勺也没有问题,妈妈不需要强行喂太多,此时母乳需要继续作为主力食物。

- 6~8个月:这个时候添加辅食的主要目的是给宝宝补铁。已经介入辅食的宝宝可以继续之前的辅食,外加铁强化的谷物糊;同时可以逐步加入肉泥和肝泥。这里要纠正一个误区,很多妈妈觉得这么小的孩子没办法吃肉,实际上对于少量肉泥中的蛋白质,宝宝的消化能力是完全可以应付的。而肉泥和肝泥中丰富的铁、锌等矿物质,是其他食材远远比不上的。所以与其喂宝宝一碗米糊,还不如换成一勺肉泥来得更加有效率,而且肉类的致敏性非常低,是很安全的早期辅食。

- 8~12个月:这个时候的宝宝通常上下门牙都出齐了,初步具有"切食物"的能力,但是依旧不能碾磨和咀嚼。因此这时候妈妈可以开始喂宝宝半固体的不用咀嚼的食物,比如煮烂切碎的蔬菜、混合了肉泥的米糕等这类只需要咬一口就能吞咽的食物;同时也需要注意食物的搭配:蔬菜、肉类和淀粉类的谷物最好各占三分之一。饮食均衡的概念,从这个时候的辅食就应该开始落实了。而且,在这个时候,刷牙也应该纳入宝宝日常的习惯里了(之前可以用湿布擦拭或者漱口)。

- **1岁以后**：虽然宝宝的磨牙远远尚未齐全，但是1岁以后的宝宝的消化酶已经趋于成熟，所以他们的饮食会迎来一个巨大的改变——辅食会慢慢变成主食，而母乳/配方奶/牛奶逐渐变成一顿加餐的饮品，不再是主角了。这个过程的变化速度因人而异，有的宝宝可能1岁都还要喝"夜奶"，而有的宝宝早就习惯吃以固体食物为主的膳食了，根据宝宝的节奏安排就好。但是，妈妈要知道的是，1岁以后的宝宝在饮食上已经做好了每天吃正餐的准备，刻意地减少奶量是有必要的，否则可能会影响宝宝吸收营养的全面性。

- **2~3岁**：过了2岁以后，幼儿的饮食习惯总体就与成年人没有任何区别了，唯一的差异仅仅是数量和质量。如表12.1所示，是2~3岁幼儿的饮食安排。之所以食物的量有一定范围，是因为这个阶段的孩子运动量差异很大，对于那些一刻也不安静的活泼宝宝，多吃一些谷物和蔬菜是必要的。但是切记，优先吃正餐和喝奶依旧是这个阶段孩子应该养成的良好饮食习惯，零食只有在非常偶尔的情况下，能给孩子解解馋和解决肚子饿，而且要尽可能选择无糖零食，从最开始就有意识地保护孩子的乳牙健康。孩子的蛀牙，通常就是从2岁左右的时间开始的。不要以为孩子乳牙坏了还能换，不是每颗牙都会换的，龋坏的乳牙意味着口腔健康堪忧，对未来恒牙的质量也有很坏的影响。

表12.1　2~3岁幼儿每日热量和食物需求

热量		1000~1400千卡（取决于运动量）
蛋白质类食物	豆制品	25克
	鱼禽蛋肉类	75克
水果		150克

（续表）

热量	1000～1400千卡（取决于运动量）
（非淀粉）蔬菜类	150～200克
谷薯类	75～125克（熟重）
配方奶/牛奶	350～500毫升

❤ 辅食的种类大解析

现在信息非常发达，烹饪辅食和选择辅食食材并不是一件很难的事情，但是要想轻松掌握辅食的搭配原则，就需要学习一下营养搭配的逻辑了。本节我就把辅食分好类，方便妈妈参考以选择合适的辅食种类，用宝宝喜欢的烹饪方法，制作健康、营养平衡的辅食。

必备的主食

宝宝和成年人不一样，他们需要快速的热量供应来保证发育。而主食是热量的主要来源，可以最快赋予宝宝发育所需的"快能量"，因此谷薯类的主食必不可少。但是，也不需要过多，与蔬菜一样多才是正确的选择——与其说是主食，不如说是好消化的谷薯类。

这类食物中，谷物的烹饪方法有蒸（米饭）、煮（面条）、熬（粥）；薯芋类食物可以拌成土豆泥、蒸红薯等。尽可能不要选择市售的面包和烘焙类主食，因为批量生产的面包通常会在烘焙过程中加不少盐、糖，这些对于宝宝脆弱的肾脏是个很大的负担，糖还会增加空热量且带来龋齿的风险。

选择主食时记住一个逻辑：不要选择深加工食品，以轻加工、好消化的谷薯类食物为宜。

需求量最多的蔬菜

从宝宝2岁开始，蔬菜就已经要占据他们的盘子大约一半的空间了，也就是说，蔬菜其实与前面谷薯类主食的地位是一样重要的。因为蔬菜富含各种维生素、矿物质，是高效补充宝宝生长发育所需营养素的食物。同时，吃蔬菜的习惯一定要从娃娃抓起，这样他们才能拥有一个受益终身、少病少痛的健康人生的起点。

这类食物中，绿叶菜（西蓝花、菠菜、芥蓝、豆苗等）占大约一半，另一半从颜色丰富的甜椒、豌豆、西葫芦、茄子、豆芽、冬瓜、南瓜等中选择。

选择蔬菜时应谨记的是：蔬菜与主食"肩并肩"（重要性等同于主食），色彩丰富最重要。

优质的蛋白质类食物

蛋白质的重要性就不用多说了，宝宝与成年人的蛋白质需求最大区别就在于，蛋白质对于宝宝来说真的是"一分摄入一分产出"。意思就是，宝宝摄入的蛋白质，只要是符合身体所需的，都会用来长身体。

按照表12.1来安排2～3岁幼儿的食物，可以轻松做到满足宝宝所需要的优质蛋白质。特别需要注意的是，食材选择要多样化。比如，蛋白质类食物每天需要100克，那么就要均衡分配给红肉、禽肉、鱼肉、海鲜、蛋类、豆制品，最好每天能做到轮换着吃，这样才能使幼儿对不同营养素实现最大化吸收，毕竟这些食物不是只含有蛋白质，它们当中其他的微量营养素差异都非常大。如果每天把100克的蛋白质类食物（注意不是蛋白质的量）安排进宝宝的三餐，同时配合蔬菜和谷薯类食物，一天的蛋白质摄入量就很充足了。

水果不必贪多

爱吃水果是人的天性，因为水果甜甜的口感让人难以抗拒。但给宝宝的水果，不能贪多，一天一份就是很恰当的量了。水果本身可以代替很多零食，如果能让宝宝养成把水果当零食吃的好习惯，那再好不过了。

一份水果的概念就是一个中等大小的苹果，或者一个拳头大小量的其他水果（草莓、葡萄、西瓜、蓝莓等）。而且，水果最好经常换换，不要只给宝宝吃他喜欢吃的水果，尤其是口感较甜的水果（比如西瓜、芒果等），这样容易使宝宝对不太甜的水果无法产生兴趣，容易造成日后偏爱甜食或挑食的坏毛病。

每天都要摄入足够的必需脂肪酸

婴幼儿和成年人另一个大的区别就是身体发育程度。成年人的身体已经发育成熟，因此所有的热量和营养仅仅是用于维持生命和修复损伤；而婴幼儿的绝大部分热量与营养都要"投入身体的建设中"，大脑和视网膜这类由大量不饱和脂肪酸组成的结构就注定了他们对必需脂肪酸的高度需求。

成年人偶尔缺乏必需脂肪酸并不会造成严重的缺陷。而婴幼儿一旦缺乏必需脂肪酸，就很可能面临身体"刚需"营养素缺失的风险而使发育产生缺陷，诸如导致视网膜发育不完全、大脑发育受限等。因此每天都让宝宝摄入充足的必需脂肪酸是很有必要的，其中欧米伽6脂肪酸主要来自各种植物油，非常容易获取——妈妈要合理安排婴幼儿膳食中的植物烹饪油，它是欧米伽6脂肪酸的重要来源。欧米伽3脂肪酸则不那么容易补充——虽然中国父母常用的核桃油含有大量的亚麻酸，但是它在人体内的转化率之低让我们并不能完全依赖它来补充欧米伽3脂肪酸。所以在幼儿辅食当中加入深海鱼（一周2~3次）是非常有必要的，或者适当给宝宝加入DHA膳食补剂（每天50毫克）也是合理的做法。

❤ 辅食最好的烹饪方法

如果给孩子选择的食材都正确，但运用了不适合的烹饪方法，比如过多地油炸、烘焙、烧烤等，那做出的辅食虽然可能很美味，但是对口味刺激较大，而且对营养素破坏也较多，因此使本来很好的饮食结构大打折扣。不合适的烹饪方法的副作用就是容易养育出一个特别偏爱重口味或者零食的孩子。

适合婴幼儿辅食的烹饪方法只有以下几种。

- 蒸：这是最合适的烹饪方法，营养成分损失少、容易消化、充满水分、好咀嚼，所以无论是谷薯类还是蔬菜类，或者是蛋白质丰富的肉类都可以使用蒸的方法来制作。蒸的食物通常缺乏油脂，而宝宝对脂肪还是有需求的，所以可以在蒸的菜肴里放一些核桃油，给宝宝提供充足的必需脂肪酸。
- 炒：蔬菜也可以用清炒的做法，但是要确保炒得够软烂，让宝宝容易吃下去。炒的优点是味道更加丰富，但缺点是需要用较多的烹饪油，所以一定确保给宝宝用的油是优质的植物油，推荐橄榄油（烟点较高）。

- 煮：这种烹饪方法很温和，也很方便，烹饪出的菜肴味道与蒸非常接近。但是，这种方法最大的缺点就是，大部分水溶性维生素会在煮的过程中与水分一起流失。如果宝宝喝不了菜汤，那很多营养素就无法摄取。因此大部分蔬菜，建议尽量用蒸和炒的方法；而蛋白质丰富的肉类、豆腐则可以放心用煮的方法。

除了这几种烹饪方法，油炸、烘焙、烧烤都不是特别适合3岁以下的孩子，不仅因为这些方法制作的辅食安全风险高、口感较硬（凉拌）、营养素流失大（像油炸、烧烤这类高温烹饪的方法易造成营养素流失），而且还因为这些烹饪方法通常需要更多的调味品和添加剂，非常不适合胃口小但营养要求高的宝宝。对3岁以下的宝宝，建议还是以口味清淡、烹调简单、食材质量高的膳食为主，避免过多花哨的口味刺激。

❤ 加工型辅食不是魔鬼，这样选就对了

自己做辅食当然是最放心的，但是因为宝宝胃口很小，每顿饭吃的量也很少，所以辅食很容易做多。妈妈可以在宝宝吃前先分装，然后冻起来，下次加热再吃；但是对于很多绿色蔬菜，冰冻对口感影响很大，而且外出时，带冰冻的辅食非常不安全，也不方便。针对这种情况，加工型辅食可能是较好的选择。

目前，市面上有很多针对6个月到2岁宝宝的加工型辅食，比如吸管装的辅食泥、罐头装的辅食，等等。带宝宝外出时，这些辅食非常方便，在热水中热一热就可以直接给宝宝喂食了。

但很多妈妈也会担心，这些辅食配方好吗？不用冰箱也能存放这么久，真的没有防腐剂吗？

主流的加工型辅食有两种——袋装和罐头装，都很方便携带。不管哪种包装形式，它们的保质期都挺长，最短的8个月，最长的1年。而婴幼儿食品中显然是不适合用防腐剂的，那究竟是什么让它们能保质这么久呢？秘密就在于这两种包装看上去差异很大的辅食，利用的都是罐头食品的加工工艺和原理——把新鲜的食材先灌装到包装中，只要这种包装可以密封并能经受高温，就可以在灌装后，高温加热足够长的时间，做熟食物的同时达到完全灭菌的状态（它的温度高很多，不同于巴氏消毒）。所以，即使这类辅食不用冰箱保存，依然可以很安全地在室温下放置8个月以上的时间。

因为采用的是先密封再消毒的方式，食物的汤汁不会漏出来，所以除了对热不耐受的少数维生素，绝大多数维生素和矿物质都保留在食物中。在偶尔外出或者来不及亲自制作辅食时，妈妈用这类加工型辅食喂宝宝是没有任何问题的。

那么，如何合理选择加工型辅食呢？要遵循以下3个原则：

1. 不要选择以水果为主的果泥

果泥不等于水果，水果的营养不如蔬菜。宝宝喜欢吃果泥更多的是被果泥又甜又软的口感所吸引，但实际他们获得的营养却很普通。因此不要选择果泥来替代新鲜水果，更不要用果泥当作零食吸引宝宝吃东西，因为很容易让他们养成吃零食的坏习惯。

2. 不要选择添加了浓缩果汁的糖果型零食

虽然给宝宝的糖果会用"酸奶溶豆""蛋白糖""果汁奶片"等具有迷惑性的名字来命名，但实际上它们的主要成分还是以浓缩果汁为主的游离糖。所以，即使这类食物是100%纯天然成分，比如用的是"果汁+麦芽糊精+淀粉"的配方，但那也是糖，与真正水果里的膳食纤维和其他各种营养素并没有多大关系。像酸奶溶豆类的食物，其实只是在一定量牛奶的基础上加上乳酸制作而成的带酸味的牛奶，并不是真正的酸奶，更提供不了酸奶的核心优势——活菌。所以，没有必要给宝宝选择这类被营养名称粉饰了的零食。

3. 最好选择家里不方便制作的营养辅食

这里分享一个我的例子。肝脏是一种很适合宝宝早期少量食用的辅食食材，但是妈妈都知道，肝脏不容易处理，而且做起来特别耗时间，宝宝一次又吃不了很多。所以，我一般会选择罐头装的肝泥作为宝宝的辅食。

我会这么安排我家2岁宝宝的一顿饭：1碗水煮的菠菜面条+1块虾泥蒸糕（配料：肝泥、新鲜虾泥、胡萝卜泥、淀粉、少许调味料）。

在这顿饭里，我把罐头装的肝泥做进了蒸糕里，既给宝宝补充了肝脏里宝贵的营养素，又节约了大量处理肝脏的时间，还不浪费。

第三篇

2岁以后,宝宝的营养与成人大不一样

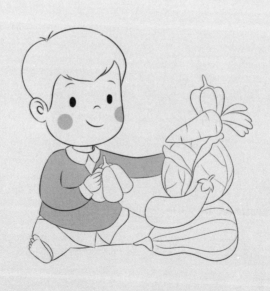

篇首语
....

相信很多妈妈会跟我感觉一样，带2岁以后的孩子，从体力上来说是更加轻松了：因为宝宝开始懂得交流，也会自己吃饭和上厕所，基本做好了接受爱与教育的准备。接下来妈妈要做的，就是塑造宝宝这一辈子最重要的一个习惯——良好的饮食习惯。

我们终于来到了一个属于成年人更加理性而有规则的世界了。营养学认为，2岁以后的宝宝的饮食结构已经开始向成年人看齐：辅食变成主食，奶变成了辅助的营养品，所有的饮食开始"规则化"——这意味着妈妈需要给孩子树立一个"铁打不动"的饮食规范，让他明白，吃饭不是随机和即兴的行为，而是一种有固定规律和模式的日常习惯。

第 13 章
平衡饮食，从幼儿开始

平衡饮食是我们所有人的追求，尽管每个人的"平衡"可能意味着不一样的饮食结构。这也是为什么我们需要参考《膳食指南》后再根据自己的情况进行"微调"，而不是什么都不管，照着指南吃就可以。

如果说基因能决定我们健康的上限，那么平衡的饮食搭配就能决定我们健康的下限。

举个具体的例子。如果从小给孩子树立一个这样的概念：一顿饭正常的样子就是蔬菜占一半，肉、蛋、米饭和豆制品各占1/4，那孩子长大后，就不会觉得一碗炒饭能打发一顿饭。建立了良好饮食习惯的孩子偶尔吃吃零食并不是什么坏事，反而可以让他额外补充营养和热量，更重要的是能让他开开心心地享受吃的乐趣。要知道，习惯的力量是最伟大而不可逆的，所以最好的食育不是课堂上的营养课和枯燥的教条，而是餐桌上日复一日的习惯。这个习惯一定要落实到全家，绝对不能有"只有小孩需要多吃蔬菜，而爸爸妈妈可以只吃自己爱吃的"这种差别对待，否则孩子一定会在他获得自主权的那天暴发压抑已久的叛逆，变得更加难以纠正。

❤ 宝宝不爱吃菜怎么办

不爱吃菜，这大概是自宝宝开始吃固体食物后遇到的最大问题了。因为蔬菜对于孩子来说，口味的存在感非常弱——对成年人来讲，都很难说出哪种蔬菜的口味吸引了你，爱吃某种蔬菜多数是因为烹饪的方法，而不是蔬菜本身，所以也难怪宝宝很少会有爱吃菜这样的习惯。那如何培养孩子爱吃菜呢？这个问题需要尝试多种方法慢慢去解决，其中最重要的还是全家人都养成每餐必然有一半是蔬菜的好习惯。因为这样就至少能让孩子有一个强大的固定思维——蔬菜占一顿饭的一半才是"正常的"。毕竟习惯和环境的影响是潜移默化且强大的，先不管孩子懂不懂，习惯了自然容易接受。我如今的饮食习惯就是蔬菜占到整顿饭的至少一半，而这个习惯源于我的家庭食育和我掌握的知识，缺一不可。因为我从小在家吃饭，就被灌输一个概念"没有绿叶菜的一顿饭是不完整的"，因此我把这个健康的习惯自然而然地带到了我的孩子身上，我们都从中获益匪浅。

首先，把蔬菜放入自己的餐盘。

父母是孩子的第一位老师，所以为人父母，自己先做好健康饮食的功课，才是对孩子负责任的正确态度。毕竟孩子对世界的认知都是从与父母的互动中获得的。饮食也一样，我们很难想象一个爱吃零食、不爱吃蔬菜的家庭能通过"口头教育"让孩子真心觉得应该吃蔬菜。

这里有一个给我印象非常深刻的例子。我儿子很喜欢喝牛奶，我自己每天只喝少量牛奶。有天他在喝奶，然后跟我说："妈妈也喝一点吧，奶奶多好喝呀！"而我下意识地回答："妈妈不太喜欢喝，而且今天已经喝过了，就不喝了。"他竟然说："那我也不喝了。"于是他放下了杯子停止喝奶。我马上意识到，孩子的确是在模仿家长的举动，在他小小的世界里，觉得父母的行为就是"正常的样子"，因此当妈妈表达了不喜欢喝奶后，他哪怕再喜欢喝奶也都会倾向于当下去模仿我。所以我立刻修正了态度，说："妈妈也喜欢喝奶，只是妈妈是大人，吃了更多的正餐，所以喝奶少了。你还小，应该喝更多的奶。"于是他又开开心心拿起杯子继续喝起来。这件事情真实地告诉我们，孩子的最高认知准则一定是源于家庭的习惯和氛围的，所以要让孩子多吃蔬菜、少吃零食，家长一定要首先做到自己少吃，而不是强行规定哪些东西是小孩不能吃而大人能吃的。哪怕你自己真的不喜欢吃蔬菜，也一定要在孩子面前做好榜样——"装出来的健康习惯"一定要比"真实的不健康生活"强太多。

其次，孩子不爱吃蔬菜，或许是因为口感不够吸引人，妈妈可以试试不同的烹饪方法。

对于很多蔬菜，如果宝宝厌倦了吃蔬菜泥，妈妈不妨试试略带调味的炒蔬菜，或沾着酱吃的焯蔬菜等。比如我家宝宝也有很严重的挑食问题，我把西蓝花择成他能一口吃下去的小朵，焯熟了沥干水，然后配上他很喜欢的番茄酱或者澳洲特别流行的烧烤酱（酱的总量当然需要控制），这样他就会吃下很多的西蓝花。这不失为一种很好的鼓励宝宝多吃正确食物的办法。

同样是胡萝卜，蒸软了做成泥和切成条略微焯一下依然保持脆脆的口感完全不一样。对于有牙齿能咀嚼的宝宝，可能后者那种更加有"参与感"的进食方式要有趣多了，这时候就可以多给宝宝来点切成条的蔬菜，比如黄瓜条、甜椒条、西葫芦条、西芹条等，让他多试试不同蔬菜的口味和口感，对其手、脑和咀嚼能力都有很好的刺激。

还可以试试杂炊的方式，把蔬菜与宝宝爱吃的食物一起杂炊。例如，有肉的粥或者饭，口味和香气都非常吸引宝宝。妈妈可以把一些蔬菜用料理机打碎，和肉混在一起，比例从最小开始，比如开始蔬菜占比20%，然后慢慢增加到50%，让孩子能逐渐适应吃蔬菜的感觉，等孩子稍大点后再慢慢把蔬菜分离出来，让他知道这是必需食物的一部分。也可以包饺子、包馄饨给孩子吃。因为饺子、馄饨通常是最受孩子喜欢的食物之一，妈妈在这类食物中加入大量打碎的蔬菜，可以提高孩子吃菜的效率。

炒饭或者烩饭也非常合适用杂炊的方式让孩子多吃蔬菜，它的思路就是把各种蔬菜（胡萝卜、豌豆、西蓝花、芦笋、番茄、蘑菇等）切丁与米饭混在一起煮熟，或者将蔬菜丁与米饭炒在一起，很多有咀嚼能力的孩子非常喜欢吃这样的米饭，因为颜色丰富而且富有不同的口感。

无论用哪种办法，都要同时给宝宝做好食育——蔬菜是我们最应该吃的食物，只有吃够了蔬菜才能健康长大！

❤ 蛋白质来源怎么选

蛋白质是宝宝身体发育的基础。所以，选择以优质蛋白质为主的膳食就是保障孩子发育的基石，而这类食物的选择需要妈妈花点心思才能做好。

2～3岁的宝宝每天摄入的蛋白质类食物（肉、蛋、大豆制品）一共是100～150克。这些固体食物大约能提供优质蛋白质20～30克；再加上每天喝350～500毫升的奶能摄入10～15克的优质蛋白质，这样，全天就有30～45克优质蛋白质，完全能满足这个年龄段宝宝的生长需求。

优质蛋白质的来源有以下几类：乳品类、蛋类、肉类、动物内脏类、海河鲜产品类、大豆制品类、坚果类和蔬菜类（蘑菇等）。

非优质蛋白质并不是说不适合给宝宝吃，而是说需要配合优质蛋白质一起吃，并且不要占过多的比例。

下面就以一周为单位，给妈妈一个适合宝宝的蛋白质类食物安排计划作为参考，如表13.1所示，其符合红肉一周至少吃3次、豆制品一周吃3次这样的原则。

表 13.1　宝宝一周蛋白质类食物安排计划

一周	蛋白质类食物	
周一	奶500毫升	鳕鱼肉、肝泥、鸡蛋
周二	奶200毫升	虾肉、豆腐、鸡蛋、奶酪
周三	奶500毫升	鸡肉、三文鱼、鸡蛋
周四	奶500毫升	猪肉末、豆腐脑、豌豆泥
周五	奶500毫升	牛肉丸子、核桃糕、花生酱
周六	奶500毫升	鳕鱼肉、蘑菇、鸡蛋
周日	奶500毫升	鸡蛋豆腐、鸭肉泥、豌豆泥

之所以我们需要这样尽可能有变化的安排，不仅是让宝宝能体验到口味上的变化，而且这些看似都是提供蛋白质的食物中，每种食物的营养特点都不一样，如果能做到每天吃3～4种提供不同优质蛋白质的食物，再与谷薯类食物搭配在一起，还会大大提高植物来源蛋白质的吸收率，对于发育期的宝宝来说是至关重要的。

❤ 调味料怎么选

宝宝也需要调味料吗？答案是因人而异的，但总体来说，宝宝对调味料的需求是很低的。因此，妈妈需要循序渐进地给宝宝适当介入调味料，并总体保持一个平衡，这样才能养育出一个"清淡口味，健康饮食"的孩子。毕竟，没有父母希望自己的小孩从小就"重口味"，过度贪恋那些重调味的加工零食吧？

所以，介入调味料的时间很重要，对口味的培养更加重要。

首先在宝宝1岁以前，是很明确不应该喂食宝宝任何有刺激性味道的食品的。除了本身微甜的母乳或配方奶，1岁以下宝宝的辅食应当是天然淡味的，比如没有任何添加剂（除了矿物质强化）的米糊，只应该具有大米本身的稻香味，而不应该添加蔗糖等其他配料；如果选择苹果泥，应该是用苹果打成的泥，而不是用浓缩苹果汁调味得到的苹果泥。

另一个绝对的禁忌是不使用含有高钠的调味料，比如盐、酱油、鸡精、蚝油等。主要的原因是，1岁以下宝宝的肾脏代谢功能非常不完善，而这类人工制造的高钠调味料非常不符合人体自然代谢钠的机理，宝宝脆弱的肾脏会被这种调味料破坏，引起很严重的损伤，所以谨记这个阶段的辅食不需要任何刺激味道！原味才是宝宝真正习惯和喜欢的。

在宝宝1岁到2岁之间，因为辅食登上了主食的舞台，食物的质地和口味对宝宝来说就是一种正向的引导，引导他们发现与探索食物。所以这时候，选择天然味道丰富的食物是关键，调味料可以慢慢介入，但要以天然的调味料为主，而不是人工调味料。比如在1岁以后，宝宝的饮食开始模块化，他们的谷薯类食物可以是清淡的菜粥，菜粥的汤用鸡汤来制作，使宝宝能感受到菜粥丰富而有层次的天然口感，从而会对吃饭产生更加自然的兴趣；蔬菜类食物可以是白水焯的绿叶菜，结合干香菇粉（把干香菇直接打碎），这样会别有一番新鲜口感而避免了直接使用这类高钠调味料；肉类食物就更加简单了，蒸熟的肉制成肉泥后，如果添加一点点香葱、茴香、姜粉、蒜粉这类调味料（不用担心过于刺激，只用极少量即可），就能给宝宝带来自然的味觉和嗅觉，而不增加宝宝代谢的负担。

妈妈千万不要用自己的口感去认定宝宝的口感——比如自己爱吃酸甜口的鱼香肉丝，就认定宝宝吃的胡萝卜鸡肉泥寡淡无味，非得加酱油才行。要知道，宝宝的口味敏感程度比成年人高很多，而且成年人的重口味是因为过多不当的刺激造成的，并不是什么天生的喜好。

在宝宝2岁以前，选择食材时应当注意各种口味的搭配，让宝宝在生命初期充分尝试天然食物的滋味，比如水果，可以选甜甜的葡萄、酸酸的柑橘、酸甜交加的樱桃等；再比如肉类，鱼肉、鸡肉、羊肉、牛肉、猪肉这些本身风味不同的食材，如果搭配上红枣、枸杞子、萝卜、西芹、玉米这样自带风味的蔬菜一起烹煮或制成半固体食物，就是对孩子味蕾最自然的刺激。

❤ 幼儿的餐盘应该长这样

说了这么多，幼儿的餐盘究竟应该长什么样子呢？对于2岁以下的宝宝来说，吃饭还不能完全自主，把各类菜肴混合在一起吃可能是主要的方式。家长只需要在给宝宝准备正餐的时候，遵循这样的原则：菜一半，肉和谷物各一半。无论是煮粥、包饺子，还是做辅食泥，这个原则都是适用的。

一旦2岁以后，宝宝主动进食的能力就会大大增加。这个时候，鼓励他们自主吃饭，选择自己喜欢吃的食物是很有意义的，不仅可以增强他们手眼协调的能力，还能够第一次培养宝宝与食物的关系。

那么这个时候，给宝宝安排一顿"结构分明，搭配正确"的正餐，是家长最应该做的。从小我的父母就给我灌输一个理念：一顿饭没有青色的蔬菜就是不完整的。而他们也自始至终把这个理念贯彻得非常彻底，家里每一顿饭，甚至是早餐，都会有一份青色的蔬菜（无论是简单地焯一下，还是做成美味的小炒）。因为这个潜移默化的"规定"，我从小到大一直保持了每顿餐食中蔬菜必然优先摄入且保证数量的习惯，并清楚地知道如何把握自己的"饮食结构"。我在成年后体重一直非常稳定，并且在孕期只增重8公斤，与这个饮食习惯有很大的关系。

针对所有能自主进食的宝宝，准备一个这样的"分类清晰"的餐盘，如图13.1所示，对宝宝建立正确的饮食观是很有帮助的。

从图中我们能直观地看到一顿饭的安排。妈妈还可以进一步给孩子讲解每个格子里放的是什么类型的食物，让他们知道一顿饭应该是什么样子的。

餐盘的一半是蔬菜和水果，水果不宜多，只要半份就够了（2~3岁的孩子一天只需要一份，因此可以平均分配给两餐），或者水果可以作为餐后甜点额外安排。餐盘的1/4是肉、蛋、豆制品（蛋白质类食物），最后1/4是谷薯类食物。告诉孩子，蔬菜和蛋白质类食物是要优先吃完的。

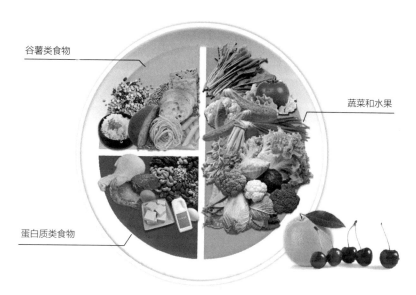

图13.1 幼儿的餐盘示例

在固体食物的餐盘教育之外,孩子的喝水习惯也一定要从小培养。最佳的饮水习惯就是固定每小时让孩子喝一次水——而不是等到渴了再喝,毕竟孩子自控力弱,理性思维尚未形成,非常容易因为玩就忘了喝水。所以食育一定要包括"定时喝水",而且喝的水一定是"清水"(没有特殊口味)。我不建议给6岁以下的幼童介入任何有丰富口味的饮料,哪怕是苹果煮的水、稀释的果汁、柠檬水等。要知道,水对于人是"绝对的刚需",而不是需要特定引诱才喝的东西。因此,如果在孩子的理性思维形成之前,就给他树立一个"水得有点味道才好喝"的坏观念,那很有可能导致他在能自主购买食品的时候,轻易被那些更有"魅力"的饮料——可乐、含糖茶饮、果汁、甜奶制品"拐跑了",以至于发展到青春期"无饮料不欢,从不喝清水"的极端饮食方式。

❤ 幼儿的三餐怎样分配比较好

通常来说，对于成年人比较合理的三餐热量分布大概是：早餐30%，午餐40%，晚餐30%。

早晨因为时间比较短，不便于准备完整的一顿饭，而且很多人吃早餐时都是处于刚睡醒不久的状态，胃口也不佳，这个时候吃一顿饱腹适中、能量中等的早餐，最大的意义就是提升血糖——让我们迎接一天的生活和工作（当然，对于宝宝来说，是迎接一天的好奇心）。30%对幼儿来说是合适的比例。比如安排这样一顿早餐：牛奶200毫升、煮鸡蛋1个、苹果半个、水煮胡萝卜几根。

注意，要在宝宝的早餐里适当加一些蔬菜和水果。这样做并不难，只需要准备一些比较容易处理的食材，比如黄瓜条、胡萝卜条，或者西蓝花掰小块白灼一下等，这对宝宝从小养成每顿饭都要有蔬菜的习惯意义非同小可。

午餐自然是个大角色，它是一顿"承上启下"的重要餐食，人一天40%的热量源于它，尤其在宝宝会走路、会跑步之后，他所需要的热量比只会爬的时候要高很多。因为宝宝通常午后会睡午觉，所以他吃午餐不需要特别饱，妈妈最好把午餐分成一顿正餐和一顿午睡后的加餐。比如：午餐正餐安排肉类食物1份、蔬菜1份、谷物类1份；午睡后的加餐安排水果半份、牛奶200毫升。

晚餐比例又回到了30%。对于成年人来讲，主要是考虑到快接近睡眠时间，人体的节律开始逐渐变慢，同时血糖的稳定性也开始下降，因此热量太高的饮食会让身体负担较重，不顺应生理的节奏。对于宝宝也是一样，而且幼儿的睡眠时间要比成年人早得多，距离晚餐很可能只有2个小时，所以宝宝的晚餐一定要做得清淡且容易消化。比如这样安排晚餐：蛋羹＋肉末类的菜肴、蔬菜1份、谷物/薯泥1份。

如果在睡前宝宝还要喝奶的话，一定记得刷牙。通常幼儿在2岁以后就可以考虑把睡前奶的习惯慢慢提早到晚饭后，以免频繁起夜影响睡眠。

❤ 该不该给幼儿吃零食，吃多少

前面也讲过，零食真实的定义就是：符合高热量、高盐、高糖、低水分中任何一项的加工食品。我可以举一些常见的零食的例子，让妈妈明白零食的营养结构。

薯片就是高热量、高盐、低水分的零食；
红薯干属于高糖、低水分的零食；
饼干是高热量、低水分、高糖（甜的）或高盐（咸的）的零食；
巧克力和糖果分别是高热量、高糖的零食；
比萨饼是低水分、高盐、高油脂（热量）的零食……

这类加工食品与正餐相比，饱腹感弱但热量高，并且多数都是"香、干、脆、油"这样让孩子停不下来的口感，非常容易摄入过量，出现"吃多了零食，不好好吃饭"的情况。但孩子一定要彻底断掉这类零食吗？

不，这样不仅剥夺了孩子的乐趣，而且压抑了孩子的本性，导致一旦脱离父母的控制（比如去了同学家），孩子就会发生放开大吃的不合理行为。强硬的管制从来都不是长期有效的做法。只有做到首先把正餐吃饱了，再精心选择更健康的零食，最后偶尔吃一些稍微不那么健康的零食，同时告知孩子这些零食为什么不能多吃，才是正确、理性的食育。

所以，相比上面那些重度加工、依靠口味取胜的零食，我推荐的以下零食更加适合培养清淡的口味。

1. 坚果（包括花生）类零食

选择烘焙过但是不加糖、香精和少盐或无盐的产品，虽然坚果也属于高热量的零食，但是由于其富含蛋白质和优质脂肪，因此算是最接近正餐营养需求的零食，可以让幼儿每天吃一点。注意不要让幼儿单独进食这类零食，以防出现噎住的意外。

2. 自制的或软烘焙类零食

烘焙食品很多，但是自制的以及市售的少添加剂的软烘焙食品还是相对适合幼儿食用的。为什么只推荐软烘焙食品呢？主要是含水量的问题。我们都知道，如果食物含水分高，它的体积和重量就大，能提供的饱腹感相比硬烘焙食品，比如饼干、曲奇、脆角等更强；同时软烘焙食品制作起来更简单，对油和添加剂的需求较低。

自制蛋黄溶豆就是一种没有添加剂的烘焙食品（溶豆是少数很健康的硬烘焙食品）。还有很多适合家庭自制的，而且极少使用添加剂（泡打粉还是需要的）的烘焙食品，比如蒸蛋糕、戚风蛋糕、蔬菜马芬、坚果面包等。

自制烘焙食品时，最关键的就是要减糖，因为市售的烘焙食品为了延长保质期和提升口感，通常会放超过20%的添加糖，而以我在家做烘焙食品（如戚风蛋糕）为例，可以把总糖量压缩至总重量的10%以内。油也是烘焙食品中另一个"热量大户"，但是幼儿与成年人不一样，油脂供能的比例高一些，并不会对幼儿的身体代谢造成负担，所以孩子每天适量吃烘焙食物，妈妈不用担心油脂过量。烘焙时，推荐妈妈使用亚油酸低的橄榄油、菜籽油等会更加健康。核桃油是很多妈妈喜欢给宝宝制作辅食和主食的烹饪油，但是这类坚果油的加工方式属于冷加工，不太适合150～180℃的高温，因此不推荐使用坚果油进行烘焙。

对于减糖，给各位妈妈一个小提示：各种烘焙菜谱上的量并非完全不能变。比如制作戚风蛋糕时，糖的量主要影响的是蛋白打发的硬度，因此制作蛋白时加糖的量很难压缩，但是在蛋黄糊里加糖就纯粹是为了增加口感和体积，所以这部分糖不需要加，这样做出来的蛋糕口感非常清淡，外形也如蛋糕店里的一样，何乐而不为呢？

3. 肉松、肉脯、肉干类零食

这类零食相对于其他以淀粉为主的零食，优点在于蛋白质非常丰富，所以适合幼儿每天吃一点作为优质蛋白质的部分来源。但是，它依然存在高盐、高糖的问题，所以妈妈要么自己做这类肉制品零食，减少糖和盐的使用量，要么严格控制孩子摄入总量即可。

4. 冻干蔬果

比起传统的薯片，秋葵、香菇、红薯、萝卜的脆片就相对有营养了，因为有些水果天然口味较酸，在制作冻干蔬果的过程中会添加一些糖，所以控制冻干蔬果的量也是必要的。这里推荐冻干蔬果的意思是，它们更加适合替代薯片食用，而不是说它们可以用来代替新鲜的蔬菜和水果。

5. 营养强化的零食

通常，并不推荐主动给宝宝吃加工型零食，尤其是膨化食品。因为有不少化学膨大剂都是含有铝元素的（比如用来炸油条的明矾），而铝元素并不是人体需要的一种营养素，它反而会对人体产生各种有害的影响，比如长期累积后会影响大脑的发育。这听上去似乎很可怕，但是并非每种膨化食品都会用这种含铝的膨大剂；尤其是目前很多针对婴幼儿的零食，已经完全放弃了这类对人体有害的物质，反而在其中添加了不少宝宝容易缺乏的营养素，比如铁、锌、维生素A等。因此，也不能一棍子打死所有的膨化食品，细心选择合适的品牌，认真阅读产品的配料表，是可以规避很多高风险、高添加剂的产品的。

第 14 章
幼儿辅食和正餐食谱思路推荐

当然，只有宝宝的饮食模板落到实处，才能让妈妈轻松执行。毕竟孩子与成年人的饮食有一个巨大的区别：孩子吃饭主要是为了发育成长，而成年人吃饭，主要是为了维持和修复受损／衰老的身体。因此，孩子对饮食的要求与成年人有不少本质的区别，不能完全沿用前面推荐给妈妈的饮食思维来安排宝宝的餐食。

❤ 幼儿辅食需要遵循的原则

所谓辅食，意思就是在这个阶段宝宝还是以喝奶（母乳／配方奶）为主，而固体食物仅仅是用来辅助提供营养物质的。所以它并不是宝宝主要的热量来源，但是部分重要的营养素来源。因为无论是母乳还是配方奶，它们都无法完全满足超过6个月龄宝宝的全部需求，而宝宝在1岁以内又主要依赖母乳或配方奶供能，所以引入"辅食"。

辅食就是用来补充那部分不足的营养和热量的，这里就给妈妈梳理一下选择辅食的四大原则。

1. 富含铁的辅食

铁是6个月以上宝宝有缺乏风险的矿物质。在宝宝4个月后，如果要开始添加辅食，通常就从铁强化的谷物糊开始。在宝宝6个月后，除了这类谷物，还需要进一步加入蔬菜、水果和肉类等辅食来形成更加多样化的营养结构。

2. 富含锌的辅食

宝宝6个月后，身体的基础发育加速，锌作为细胞基础活动的必需营养素，宝宝对它的需求也在快速增加。而母乳和配方奶中的锌渐渐满足不了宝宝的需求，这点和铁类似。所以，我推荐妈妈给宝宝每周吃3～4次红肉和肝泥，这类食物不仅可以同时补充铁和锌两种矿物质，而且吸收率也很可观。

3. 要注意观察过敏反应

不宜短时间内一次加入多种食物，最好一次加一种。我们都知道，饮食的多样化很重要，因为它意味着多种营养素能共同作用于身体。但是唯独例外的是，在宝宝6～12个月龄添加辅食的阶段，多样化反而弊大于利。主要原因是，在这段时间，同样也是宝宝的食物过敏高发期——他们的肠道壁还不完整，吃下去的食物分解后可能会通过肠道壁漏进血液中，从而引发某种食物过敏，但通常这类过敏反应会随着宝宝肠道壁的完整而消失。在这个敏感期，妈妈应该做的就是逐一加入（周期大概是一周）低致敏的食物。举个例子：

- 第一周辅食：铁强化米糊。
- 第二周辅食：铁强化蔬菜米糊。
- 第三周辅食：肝泥米糊。
- 第四周辅食：鸡肉米糊。
- 第五周辅食：胡萝卜鸡肉米糊。
- 第六周辅食：三文鱼胡萝卜鸡肉米糊。

……

一周增加一种新食物，包含上周已经测试过是安全的食物。这样的安排，一方面在一定程度上做到了饮食逐步多样化；另一方面，一旦发现宝宝不舒服，马上就知道是最近添加的哪种新食物导致的。

4. 辅食的比例要均衡

辅食虽然不是主食，但随着宝宝月龄越来越大，辅食的地位会越来越重要。所以在最初的3个月（大约是5～9个月龄的宝宝），辅食的构成并不需要很复杂，可以是每天2～3种含有上述营养素的食材；在越来越接近宝宝1岁的时候，辅食就应该开始逐步形成合理的结构了。这个结构的组成应该是这样的：1碗蔬菜、半碗水果、1碗谷薯类食物、半碗鱼/禽/红肉、1个鸡蛋、1杯牛奶。

在这里要特别提醒一下，如果上述的谷薯类食物是以粥的形式喂给宝宝的，分量需要加倍，因为粥含有水分很多，干货并没有多少。

❤ 2岁以上宝宝正式步入"正经吃饭"的行列

从2岁开始,宝宝就从一个生活比较"混乱无序"的婴儿正式地成长为一个幼儿了。幼儿和婴儿的最大区别就是,幼儿可以自然离乳了(对母乳宝宝而言),而对于配方奶喂养的宝宝来说,他可以顺利地过渡到像成年人一样喝普通牛奶了。其实,配方奶喂养的宝宝1岁以后,在辅食添加顺利且均衡的基础上,配方奶就可以换成普通牛奶了;如果宝宝有挑食的习惯,建议继续用配方奶做营养过渡,避免缺乏关键营养素。到了正式吃饭的时候,他们的饮食习惯开始完全成人化,只不过要等比例减少分量。

幼儿和成年人不一样,他们身体的"合成代谢"非常旺盛。

幼儿饮食分量参考表,如表14.1所示。

表 14.1 2～13岁幼儿的饮食结构推荐

年龄段	谷薯类	蔬菜类	杂豆类	禽肉/鱼肉/红肉	水果
2～3岁	4份	1.5份	1份	1份	1份
4～8岁	4份	3.5份	1份	1.5份	1.5份
9～11岁	4～5份	4份	1份	2.5份	2份
12～13岁	5～6份	4份	1份	2.5份	2份
	1份等于50克熟米饭,或1片切片面包,或25克干燕麦片	1份等于75克非淀粉蔬菜	1份等于50克熟重	1份等于50克熟红肉,或75克熟禽肉,或100克熟鱼肉	1份等于150克中等甜度水果,或50克高甜度水果

鼓励孩子健康饮食的技巧

1. 让每顿饭的时间固定，并且好好享受吃饭的时光

千万不要让孩子从小看到父母对饮食的敷衍，比如随便糊弄一顿饭或者边工作边吃饭。这样他们从小就会形成一个意识：吃饭是一件不重要的事情。这个想法会严重影响到他们未来对饮食和营养的合理规划。作为营养师，我深刻地知道，对于大众来说，最能影响饮食质量的其实不是学习的营养知识，而是长期形成的营养意识。有的孩子从小在一个漠视饮食的家庭中成长，长大后自然会觉得饮食就是填饱肚子的机械过程，以至于不当的饮食给他们造成了健康问题后，他们再来"恶"补营养知识，但效果已经大打折扣了。

2. 时不时参考和尝试新食谱

多看看其他食谱，也许能有很多新点子迸发出来。比如，平时妈妈习惯做清蒸鱼，看了某个食谱后，发现原来鱼还能烤、煎、红烧，或者做成丸子和饺子等，孩子一定会对富有变化的食物更加感兴趣。以我的经验为例，当儿子开始对某些菜表现出挑食的苗头时，我就尝试换一个做法。比如，平时炒西蓝花，那我换成焯熟后串烧或蘸酱吃；平时红烧猪肉，那我换成猪肉丸子做汤给他吃……小孩子的好奇心自然会让他勇于尝试新的食物，而且这样的变化对大人也是有益的。

3. 不要主动购买零食，也不完全拒绝零食

这个怎么理解呢？意思就是对零食保持一个理性而温和的态度。我们也都是从小孩子长大的，自然知道除了极个别天生对零食不感兴趣的人，绝大多数人是不可能完全拒绝零食的，也没有完全拒绝它的必要。所以，我们对孩子吃零食的态度也要合理而自然。很多家长会觉得小孩子吃零食百害而无一利，于是严格管控，一点也不让吃，而家长自己却偶尔放纵去吃零食。这样会给孩子留下一个非常矛盾的印象：零食似乎不坏（否则爸爸妈妈为什么能吃）；但是又不让我吃，这非常不公平。于是他们很可能就会在家长稍微疏忽的时候，偷偷地疯狂吃平时吃不着的零食。这种"报复性进食"的行为不仅小孩子有，很多被过分压抑的成年人也会有。

这就说明了引导良好的饮食习惯，绝对不能靠压制，而应该靠疏导和鼓励。所以，首先让孩子知道，零食的营养密度普遍不高，它只能成为我们极其偶尔才吃的"乐趣食品"；其次，如果孩子偶尔提出想吃一些零食，不要忙着拒绝，而是一边跟他们说明零食的坏处（放心，孩子真的明白），一边态度温和地递给他们，并且在他们吃的时候表示自己就不吃这类零食，孩子通过观察家长对零食的态度，逐渐会明白零食确实不是好的食品，自然会消减很多热情。

比如，我的儿子非常喜欢吃果冻，我并不会拒绝他偶尔吃的请求，甚至有时候还会主动买给他，但是我自己从来不吃，而且在他刷牙的时候我会顺带说："妈妈一颗蛀牙都没有，你看看妈妈平时吃过甜的东西，比如果冻吗？"尽管我没有直接说果冻不好，也没有阻止他吃，但通过这个简单的对话，孩子自然就有了果冻不是太好的食品的印象，所以他对果冻的欲望一直都保持在非常合理的状态。

4. 把水果当作零食和加餐

无论对孩子还是大人，水果就是一种非常完美的零食和加餐，香甜可口，可以生吃。所以在孩子独立选择食物之前，培养他们把水果当成零食的好习惯，自然就挤压了他们每天想来块饼干解馋的胃口和欲望。

食育是一个开始，也是最好的陪伴。

如果问我营养学教育中最极致的形式是什么，我一定会说是饮食观的教育。因为饮食的选择其实只是行为层面上的问题，单纯地纠正行为，比如不给孩子买零食，或者把家里的零食都统统扔掉，这些显然是"治标不治本"的方法。

要想改变行为，就应该先从知识入手。因此，我希望这本书能起到一个营养科普的作用，当然，它的作用并不止于此。在撰写本书的过程中，我也加入了很多来自我的感悟和营养心理学方面的知识。对食物的认识，是人之初的本能，孕期不仅是孕育新的生命，还是孕育一个生命对新世界的认知。

希望这些更加"形而上"的文字能帮助妈妈真正形成良好的饮食观，与食物有一个更健康的关系，只有这样更健康的关系，才会在生活中投射出一个良好的根深蒂固的饮食习惯。